全国基层名老中医药专家石志乔讲稿集萃

《伤寒论》

重点条文旨奥

石志乔 著

U0200125

学苑出版社

图书在版编目（CIP）数据

《伤寒论》重点条文旨奥/石志乔著．—北京：学苑出版社，2020.5

ISBN 978 - 7 - 5077 - 5900 - 6

Ⅰ.①伤… Ⅱ.①石… Ⅲ.①《伤寒论》- 研究

Ⅳ.①R222.29

中国版本图书馆 CIP 数据核字（2020）第 017027 号

责任编辑：黄小龙　　刘晓蕾

出版发行：学苑出版社

社　　　址：北京市丰台区南方庄 2 号院 1 号楼

邮政编码：100079

网　　　址：www.book001.com

电子邮箱：xueyuanpress@163.com

销售电话：010 - 67601101（销售部）、010 - 67603091（总编室）

印　刷　厂：北京画中画印刷有限公司

开本尺寸：880mm×1230mm　1/32

印　　　张：6.375

字　　　数：130 千字

版　　　次：2020 年 5 月第 1 版

印　　　次：2020 年 5 月第 1 次印刷

定　　　价：39.00 元

前　言

2017 年初，财政部拨付专项资金 50 万元，在泗阳县中医院建立石志乔全国基层名老中医药专家传承工作室，额定继承人 8 名。同年年底，国家中医药管理局审核确定江苏省汪受传、石志乔等 53 人为"第六批全国老中医药专家学术经验继承工作指导老师"，额定继承人 2 名。如此荣誉，既使我感动，又让我担心。感动的是国家给了我这样莫大的奖赏，高度的重视，充分的信任和无限的荣光，远远超乎我的想象；担心的是能否胜任如此重托。尽管我愿意付出，也甘作人梯，但是我的学识和能力毕竟有限，而且退休已十几年了，有点力不从心。我能挑得起这副光荣而又艰巨的重担吗？正犹豫之际，良心对我说："不是学识、能力、退休问题，而是态度问题！人行好事，不问前程，只要你尽力，问心无愧就可以了。"良心的提示，让我豁然清醒。我想到了：我们都是共产党和人民教育培养出来的医生，就必须有所担当，更应该感恩图报，在党和人民需要的时候，一定要挺身而出，不应有半点犹豫。于是，我告诫自己，绝对不能打退堂鼓！要立即挑起重担，畅洒余晖，鞠躬尽瘁，死而后已！我默认这个道理后，坚持每天带徒上班，口传身授，其余时间则细心研读古典医籍。

我想，中医经典《伤寒论》是世界文明史上的一颗璀璀明珠，更是中华民族中医学术发展史上的光辉巨著。它篇篇锦绣，句句如金，字字珠玑，光彩夺目。它总结了汉代以前的医学成就，创立了辨证施治的理论体系，揭示了疾病的变化规律，奠定了中医临床医学的基础。千百年来，经过历代医家对它不断地学习和研究探索，虽然达到了较高的境界，但是在继承、发展、创新的道路上，仍有很多工作要做。每个热爱祖国医学的志士仁人都应该不辞辛劳、不遗余力，为伟大祖国的医学事业贡献毕生心血。

中医药要传承，中医工作者人人有责。我虽然退休了，也不能例外，应该学它、写它、讲它、用它，要把《伤寒论》中的精华和自己的学用体会等，尽可能精确地写下来、讲出来，用以启发后学，并引导他们从《伤寒论》中探索旨奥，汲取精髓，与他们分享成功的喜悦。

时间就是生命，宝贵的时间不容浪费。于是，我不再犹豫，立即为我的学生们开办了《伤寒论》条文选讲课。边写边讲，边讲边修改，不断听取学生意见，讲了一年，讲稿就改了一年，终至25讲结束。讲课期间，我不时地告诫学生，任何时候，都不要满足于听课和看参考书，不要忘记钻研经典原著，更要像医圣张仲景那样，勤求古训、博采众方，在前进的道路上要不怕困难、莫畏艰险、苦干实干加巧干，在中医药科学殿堂里要有所发现，有所发明，有所创造，有所前进。

在课余，我常征求学生意见并请他们评课。学生们认为，我以串讲形式，逐句、逐词、逐字讲解，逢山开路，遇水搭桥，不在任何地方留有疑点和盲点，讲稿深入浅出，丝丝入扣，顺理成章，有如行云流水，酣畅淋漓，听过之后，觉得眼前一亮，心中豁然开朗。他们特别希望集讲成书，并说一旦公开出版，定会被后学们喜爱。我知道：这些话有所溢美，是出于对老师的尊敬之情。然而，他们积极要求将讲稿整理出版，让更多的人学习参考，是真诚的，也是迫切的。在学生们的反复推动下，乃整理修改二十五讲内容，以疾病为纲、病机方证为目，编撰而成此书。

此书不是《伤寒论》条文全讲，而是选讲，以临床实用为原则。具体选哪些内容乃个人浅见，其中定有不当选而选或当选却未选的情况，还有课时分配等问题，均有待于今后修改。所选中的内容，不分主次，以将每一条文讲深、讲透、讲清楚为目的，而前后文之间的联系、理法方药诸方面的异同点，或课堂小结、复习等，则未作详解，而是以作业题或讨论题、提示等方式启发学生，让他们自己去动眼、动脑、动口、动手，去归纳总结。意为不授以鱼，而是授之以渔，旨在调动学生的积极性，发挥其潜能，培养其分析问题、处理问题的能力，掌握学习和研究古典医籍的方法。

本书参考了古今注家意见，对有分歧的地方，不敢厚此薄彼，妄议是非，但也不盲从某人，而是直抒胸臆，在继承的基础上探赜索隐，谨将本人一孔之见姑存于此，权作引玉之砖罢了。

由于时间仓促，更因本人水平有限，书中定有疏漏失察甚至谬误之处，恳请同道批评指正。如蒙赐教，感激不尽。

石志乔

2018 年 12 月 28 日

目　　录

目
录

一、
太阳病(第一到十二讲)

第一讲

1. 太阳病脉证提纲

【原文】太阳之为病，脉浮，头项强痛而恶寒。(1)①

【讲解】这句话是太阳病脉证提纲。有人亦以"头项痛"三字为提纲，书中只要出现"太阳病"三字就包含此句脉证。

脉浮：脉象浮在表面，轻按即得。举之有余，按之不足，如水漂木，这是由于外邪袭表，正气抗邪而形成之脉象。

头项强痛：即头痛项强，项是颈的后部，强（jiàng），强直不柔和之意。乃因太阳经气不利，筋脉拘急，肌肉痉挛所致。

恶寒：即怕冷。这是由于风寒袭表，卫阳被伤，温煦

---

① 注：条文末所标数字，是当代人依据赵开美刻《仲景全书·翻刻宋版伤寒论》中的原文顺序所编的序码，全书同。

失司所致。后世有"有一分恶寒就有一分表证"之说。

2. 太阳中风证提纲

【原文】太阳病，发热，汗出，恶风，脉缓者，名为中风。（2）

【讲解】开头冠以"太阳病"三字，知其必有脉浮，头项强痛而恶寒的症状，加上本句说的发热汗出，恶风，脉缓，可知太阳中风证的脉证是：脉浮缓、头痛、项强、发热、汗出、恶风等。

简单说：什么叫太阳中风？曰：太阳病，自汗，脉缓为中风。此为太阳中风证提纲。

中风是太阳病的一个类别，即表虚证。病因是风邪袭表。脉缓指脉象和缓而无紧数之意，并非迟缓。结合太阳病脉浮的特点，太阳中风证的脉象是浮而缓。

中（zhòng）风：指肌表被风邪所伤的证候，与后世所说的猝然昏倒、偏瘫、口眼歪斜之中风病不同。发热乃因风阳伤卫阳，两阳相搏；汗出乃因卫强营弱，营卫失和；恶风是因卫阳被伤，温煦失司和汗出肌腠疏松，不胜风袭。

3. 太阳伤寒证提纲

【原文】太阳病，或已发热，或未发热，必恶寒，体痛，呕逆，脉阴阳俱紧者，名为伤寒。（3）

【讲解】开头冠"太阳病"三字，已包括脉浮，加上脉阴阳俱紧，可知伤寒的脉象是浮紧，其症状还有恶寒、体痛，或已发热、或未发热，无汗、脉浮紧等，这就叫太阳伤寒证。这里的伤寒非广义而是狭义的伤寒，是外感寒邪，感而即发的伤寒。其无汗一项，与治太阳伤寒证的麻黄汤（35），参看可知，另根据寒邪有收敛、紧缩特征，可以推知肌表固敛而无汗。

简单地说：什么叫太阳伤寒？太阳病，无汗脉紧为伤寒。此为太阳伤寒证之提纲。

伤寒是太阳病的一个类别，即表实证。病因是寒邪袭表。脉阴阳俱紧是指尺寸而言，寸关尺脉俱紧也，太阳本寒加以外寒，两寒之气凝聚于中，故阴阳俱紧，阴阳亦是标本。体痛是寒邪束表（全身）；呕逆，乃是寒邪内侵，里气不纳之象。

作业：

1. 课后自学原文（4）（5）（6）（7）（8）。

2. 掌握伤寒与中风的区别，熟悉中风、伤寒、温病、风温的异同。

3. 了解太阳病的自愈日和欲解时以及六经病欲解时。辨太阳病传经与否。

第二讲

4. 太阳中风证病因病机，桂枝汤

【原文】太阳中风，阳浮而阴弱，阳浮者，热自发，阴弱者，汗自出，啬啬恶寒，淅淅恶风，翕翕发热，鼻鸣干呕者，桂枝汤主之。（12）

【讲解】本条重点讲太阳中风证的病因病机和证治。

病因是风邪袭表。

病机是阳浮而阴弱，既讲脉象又述病机。从脉象来说，轻取见浮，沉取见弱，也就是浮缓脉的另一种说法。从病机来说，就是卫强营弱。风伤卫阳，卫阳抗邪而浮盛于外，故轻取见浮，症见发热。风伤卫阳，卫外失司，营阴外泄而见汗出，汗出伤营，营阴内弱，故曰阴弱。脉沉取亦必然见弱。

翕翕发热为热在肌表，是表热的特征。啬啬恶寒，淅淅恶风是因卫气被风寒所伤，失去了"温分肉"之功能。加之汗出而肌腠疏松，经受不起风寒吹袭，所以出现了恶风寒。

头痛是因为太阳经脉受寒，经气不利所致。鼻鸣是因外邪袭表，肺窍不利，所以鼻塞而呼吸不畅。干呕是因风邪袭表，正气抗邪于表而不能顾护于里，导致升降失常，胃气上逆而干呕。

综上所述，其证为太阳病中风证，其病机为风邪袭表，卫强营弱，营卫失和。也可说是"荣弱卫强"。

治法：解肌祛风，调和营卫。

方剂：桂枝汤。

方义：桂枝辛温通阳，发表散寒，解肌祛风，以散卫分之邪。芍药酸苦微寒，敛汗、滋阴、养血而和营。桂枝配芍药一散一收，一开一合，在发汗之中寓有敛汗之意，在和营之中又有调卫之功。生姜辛温发散，降逆止呕，佐桂枝发散风寒以解肌。大枣甘平补中，助芍药益阴而和营。炙甘草甘平，既可调和诸药，又可以助桂枝、生姜、大枣辛甘化阳以助卫阳，又可助芍药、大枣酸甘化阴以滋营阴。

五药合用，共奏解肌祛风，调和营卫，滋阴和阳之功效。

本方实际上是桂枝甘草汤与芍药甘草汤的合方，再加生姜、大枣而成。前者温阳通经，后者益阴舒挛。营卫和则自然汗出，而不是直接发汗。本方被后世医家称为"群方之冠"，那是因为本方有调和脾胃之功。本方通过调和脾胃，进而起到调和营卫、调和气血、调和阴阳的作用。既可用于太阳中风证，又可用于因太阳病误治、失治所致之各种变证或杂病。外证用之能解肌和营卫。内证用之，可化气调阴阳。称仲景桂枝汤为"群方之冠"丝毫不为过。

啬啬恶寒：形容恶寒而畏缩收引的样子，啬音（sè）。

淅淅恶风：形容恶风的样子，如冷水淋体而畏缩的状态。淅，音（xī）。

翕翕发热：形容发热表浅，好像衣被过厚而身上发热的样子。翕，音（xī）。

鼻鸣：指鼻塞而呼吸不畅，鼻中发出的响声。打喷嚏或流鼻涕等症状。

干呕：呕而无物。

5. 桂枝汤主证

【原文】太阳病，头痛，发热，汗出，恶风，桂枝汤主之。（13）

【讲解】本条开头不写太阳中风，径写太阳病，意为不一定是太阳中风。系指一切表证，只要有头痛、发热、汗出、恶风这四个主要症状，就可以用桂枝汤。仲景在（12）条太阳中风之后写下本条，意示后人，看病要抓住主症，辨证重于辨病，有是证，便用是方，不必拘于何病。

6. 表里同病的治疗原则

【原文】太阳病，外证未解，不可下也，下之为逆，欲解外者，宜桂枝汤。(44)

【讲解】本条讲表里同病的治疗原则为先表后里。在表证未解的情况下，不可攻下，攻下是错误的。如果先行攻下的话，虽然在里的实邪被排出了，但因在攻下过程中，常使正气趋向于体内，表邪会随之下陷，以致变证蜂起。如果先解表，在里的实邪不会在解表过程中发生什么变化，等表证解除了，再去攻里，不为晚也。要解除外邪，宜用桂枝汤。为什么呢？因为桂枝汤既可解肌祛风，又可滋阴和营，既有驱邪外出之功，又无辛燥助热之弊。对此证较为适宜。若误用麻黄汤，则恐有峻汗伤津，更增在里燥热之虑。

外证：即表证。指发热，恶风寒，头痛等表证。

7. 桂枝汤禁例——伤寒表实证禁用桂枝汤

【原文】桂枝本为解肌，若其人脉浮紧，发热汗不出者，不可与之也。常须识此，勿令误也。(16下)

【讲解】这条经文是讲单纯的伤寒表实证禁用桂枝汤。句首桂枝二字指桂枝汤。桂枝汤本来是用于解肌[1]的，而脉浮紧，发热，无汗乃单纯的太阳伤寒表实证。必须用辛温纯剂麻黄汤来发汗启闭解表才是。而且桂枝汤发汗力小、养正力大，无启闭发汗之力，加上芍药的酸敛阴柔，不利于卫闭营郁之证的解除。因此"不可与之也"。若伤寒表实证，误用了桂枝汤，就有可能使表邪郁闭更严重，以致发生种种变证。所以仲景告诫我们"常须识(2) 此，勿令误也"。

（1）解肌：解除肌表之邪也。

（2）识：音 zhì，铭记也。

8. 桂枝汤禁例二——酒客禁用桂枝汤

【原文】若酒客病，不可与桂枝汤，得之则呕，以酒客不喜甘故也。（17）

【讲解】本条经文以酒客病为例告诫我们：湿热内蕴者禁用桂枝汤。嗜酒之人，多有湿热蕴郁中焦，湿热内盛，必然会阻遏营卫气血，而使营卫气血失和，而见烦热、多汗、周身酸楚、头痛等类似太阳中风的病证。如误把这些症状认作太阳中风而错用桂枝汤，则会出现呕吐等变证。这是因为：桂枝汤之辛温易助热，甘味则增湿，这样就使湿热壅滞更严重，致使胃气上逆而呕吐。推而广之，若病人湿热内盛，即使不是酒客，桂枝汤亦当慎用。

酒客：平常嗜酒成性之人。

酒客病：饮酒过度，湿热内蕴，阻遏营卫气血，使营卫气血失和，而见烦热、多汗、周身酸楚、头痛等类似太阳中风证的病证。

9. 桂枝汤禁例三——内痈病人禁用桂枝汤

【原文】凡服桂枝汤吐者，其后必吐脓血也。（19）

【讲解】本条经文以吐脓血的内痈病为例，告诉我们：凡是毒热内盛之人，禁用桂枝汤。病人服桂枝汤后吐脓血，推知必是原有内痈病。原有内痈，可知其人素体热毒壅盛，因此，可见发热、多汗、身痛等类似太阳中风证的症状表现。如果误用了桂枝汤，辛温助热，汗出伤津，必然会导致病情加重。故凡内有湿热或毒热者皆禁用桂枝汤，不必拘于内痈者。《伤寒例》中有："桂枝下咽，阳盛则毙，承气入胃，阴盛以亡。"说的也是这个意思。

作业：

1. 自学原文（15）（42）（53）（54）。
2. 掌握桂枝汤主治证和适宜证。
3. 熟悉桂枝汤三禁内容。

第三讲

10. 风邪在经，太阳经气不利，桂枝加葛根汤

【原文】太阳病，项背强几几，反汗出恶风者，桂枝加葛根汤主之。（14）

【讲解】本条经文是桂枝汤加减应用的一个范例。始言太阳病说明本例有头项强痛等症状。接着说项背强几几，汗出和恶风两个症状，中间用了一个"反"字，就是把汗出恶风，明显突出了。仲景用比较的方法告诉我们，汗出恶风是辨证的关键，虽然说寒主收引，寒客经络易致拘急、痉挛，但没有恶寒无汗，反而见汗出恶风。且寒邪伤人是不会有汗的，所以本病的病机是：风邪在经，太阳经气不利。这样用桂枝加葛根汤解肌祛风，升津舒经，就不难理解了。方中桂枝汤解肌祛风，调和营卫；葛根升阳发表，

助桂枝汤发汗，且有升津液、起阴气、濡经脉、缓挛急、舒经络之功。诸药合用则表邪可除，津液得行，经络得以濡养。故诸症尽除。

几几：读作 jǐn jǐn，义通"紧紧"，形容项背拘急牵强，俯仰不能自如的样子。

11. 太阳中风证兼喘，桂枝加厚朴杏子汤

【原文】太阳病，下之微喘者，表未解故也，桂枝加厚朴杏子汤主之。（43）

喘家，作桂枝汤，加厚朴杏子佳。（18）

【讲解】（43）条和（18）条具有相同的症状，治疗亦相同，故一起讲解太阳中风证兼喘的证治。（43）条讲太阳表证，误下伤了里气，部分表邪乘虚内陷胸中而成表证兼喘；（18）条是有宿疾喘证，复受风寒，外邪引动宿喘发作，而成中风兼喘，证同方亦同，均用桂枝加厚朴杏子汤。两者的区别在于：前者无宿喘，喘是新喘，有误下过程，表未解而兼喘；后者有宿喘，喘是复发，无误下过程，是新感引发宿喘。二者都是表里同病，都要表里兼顾，但是前者是辨证施治，表里同治，易愈，故曰"桂枝加厚朴杏子汤主之"。而后者是新感引动宿疾，是急则治标方法，故（18）条说"桂枝汤加厚朴杏子佳"。

对（18）条的解释，注家有不同意见，我认为标点符号有误，或者说是句读有误，全句应断为："喘家作，桂枝汤加厚朴、杏子佳。"就是说，素有喘病的人，宿喘发作了，用桂枝汤加厚朴杏子为好。作，当解释为"发作"，不应解释为"制作"，而且，"喘家作桂枝汤"，这是主谓宾

句式，主语是喘家，而不是医生，怎么能释成医者为病人制作呢？所以，有人释为医者替病人制作桂枝汤加厚朴杏子，我以为不妥。

桂枝加厚朴杏子汤即桂枝汤加厚朴杏子，桂枝汤解肌祛风，调和营卫，厚朴、杏仁，下气降逆，消痰平喘。

喘家：素有喘病的人。

12. 汗下太过致阴阳两伤表未解，桂枝加附子汤

【原文】 太阳病，发汗，遂漏不止，其人恶风，小便难，四肢微急，难以屈伸者，桂枝加附子汤主之。(20)

【讲解】 "太阳病，发汗，遂漏不止"，说的是病因，汗不得法，导致汗出淋漓不止；"其人恶风，小便难，四肢微急，难以屈伸"，说的是症状。"恶风"本为太阳中风必有症状，今又特别强调恶风，说明恶风寒的程度加重了，"小便难"，非指排尿受阻，而是少尿，少尿之因，乃因过汗伤阳损阴，伤阴则津液亏少，化源不足，伤阳则阳气虚弱。化气无力，皆可致尿少。"四肢微急，难以屈伸"，是指四肢轻度拘急，活动不灵活，这既有阳虚致四肢经脉失于温煦的因素，也有阴液损失而四肢经脉失养的因素。由此可见，本证属于阴阳两伤而表未解。其治疗，仲景云：桂枝加附子汤主之。方中桂枝汤调和营卫，解肌祛风，炮附子温经复阳，固表止汗。

有人问：病是阴阳两虚，却这样治疗，只取助阳解表，没有补阴，这是什么道理呢？能治好吗？这是因为：阴液的损伤乃是源于汗泄，汗泄又源于阳虚不固，阳虚不固为本证病变之根本。因此采用助阳解表法，助阳就可以解表，

固表就可以敛汗，敛汗就是摄阴。另外仲景顾护阳气用助
阳之法还有阳生阴长之意，阳气恢复，气化功能正常，阴
液就可自行恢复。更何况，桂枝汤中芍药、大枣、炙甘草
相伍，还有酸甘济阴之效呢。故汗出太过致阴阳两伤，表
未解，而漏汗不止的证候，只需温阳解表，桂枝加附子汤
就可以治好了，无需额外补阴。这是一个审因论治，或求
本论治的范例。

13. 太阳病下后，胸阳不振者，桂枝去芍药汤；胸阳不振兼肾阳不足者，桂枝去芍药加附子汤

【原文】太阳病，下之后，脉促胸满者，桂枝去芍药汤
主之。(21)

若微寒者，桂枝去芍药加附子汤主之。(22)

【讲解】以上经文说明太阳病误用下法治疗后的两种结
果和相应的两种治法。一种结果：出现了脉促胸满的症状。
为什么会出现这种症状？因为是表证却误用了下法，致使
心胸中阳气被伤，阳郁不伸，故而胸满；表邪乘虚内陷胸
中，这时胸中阳气虽然不足，但尚能奋力与邪相争，故而
脉促。这种状况应该用桂枝去芍药汤主治，方中桂枝、生
姜、炙甘草、大枣相合，是纯辛甘化阳之品，可以温振心
胸阳气，大枣合甘草又可补益中州，四药相伍，辛甘相合，
共奏温振胸阳，祛邪达表之效。之所以去芍药，乃因芍药
味酸微寒，性质阴柔，有收敛之性，有碍于宣通阳气，另
一方面，桂枝汤中用芍药，本是针对风邪在表，营卫失和，
自汗出而设，今表邪已内陷胸中，在表已经没有风邪，也
无自汗出的症状，也就无需再用它了。由于这两种原因，

故去芍药而不用。有胸满就不用芍药，这是张仲景的用药规律之一，值得铭记。

太阳病误下的另一种结果：出现了脉微恶寒的症状。为什么会出现这种症状呢？因为下法过度了，不仅心胸中之阳气受损，肾阳也受损了，肾阳不足，鼓动气血乏力，则见脉微，肾阳虚而表阳不足，温煦失司则恶寒。故用桂枝去芍药加附子汤主治之。方中，桂枝去芍药汤温振心胸阳气，祛邪达表，炮附子温经扶阳，共成双补心肾之阳的方剂。

脉促：指脉来急促或短促，不是指"脉来数，时一止复来"的促脉。

胸满："满"有两种读音：mǎn 和 mèn，此"满"读作 mèn，胸满即胸闷。

微寒：指脉微和恶寒两个症状。

14. 营气不足身痛，桂枝新加汤

【原文】发汗后，身疼痛，脉沉迟者，桂枝加芍药生姜各一两人参三两新加汤主之。(62)

【讲解】身疼痛是太阳表证的常见症状。汗后身痛可能有：①发汗后，如果表证已解，则身痛当止。②发汗后，身痛未除，如果是表邪未尽表证未解的话，脉象必见浮紧或浮缓，可以继续用解表之法治之。③今见发汗后，身痛未除，且脉不见浮紧或浮缓，反见脉沉迟，可见本病不是表邪未尽，而是出汗过多，营血损耗，不能濡养经脉肌肤所致的"不荣则痛"。这种病证，用桂枝汤是解决不了的，因为桂枝汤为外感风邪而设，是解肌祛风，调和营卫的。

但桂枝汤加了芍药生姜各一两和人参三两后，变为桂枝新加汤，就完全可以主治了。于调和营卫的桂枝汤方中，加重芍药至四两，大大地增强了滋养营血的作用，加重生姜至四两，大大地增加了宣通阳气，通行血滞之效，并引药达表，加上人参则大补气阴。其功效恰如《医宗金鉴》所云："桂枝得人参，大气周流，气血足而百骸理，人参得桂枝，通行内外，补营血而益卫阳。表虚身疼，未有不愈者也。"

说到"不荣则痛"，它和"不通则痛"都是疼痛的病机，临床上不荣则痛的案例也是很常见的。实际上，即使是不通则痛的证候，也会夹杂着不荣则痛的因素。因为气血不通，必然会有气血不能敷布的结果，气血若不能正常敷布，也就必然会有因气血虚少而不能荣养的病所存在。对于疼痛为主症的证候，在治疗是以通为主，还是以补为主，要根据当前的脉证情况做具体分析。本条所述的证候是营血不足，肌肤失养，故用桂枝新加汤养营血，荣肌肤。

作业：

1. 熟悉桂枝汤加减应用五个范例。
2. 掌握各证之主症。
3. 了解各证之病机。

第四讲

15. 太阳伤寒证，麻黄汤

【原文】太阳病，头痛发热，身疼腰痛，骨节疼痛，恶

风，无汗而喘者，麻黄汤主之。（35）

【讲解】本条经文论述太阳伤寒的证治。麻黄汤三字之前的文字是证，麻黄汤是治。本病成因：风寒束表。（太阳病三字含之）

病机：发热为外寒束表，表闭阳郁，阳气失宣，恶风与"恶寒"是互词，互相兼容。恶寒乃寒邪束表，卫阳被伤，温煦肌肤的功能失司所致。诸痛（包括头痛、身痛、腰痛、骨节痛等）为太阳伤寒证的特殊性症状，因寒性收引，寒伤肌表使肌肤骨节的筋脉拘挛，气血凝滞，故见诸痛。无汗而喘也是太阳伤寒的特殊性症状，寒邪闭敛玄府，郁滞营阴，必无汗。太阳肌表受寒，毛窍闭塞，影响肺的宣发与肃降，进而导致肺气上逆，故见气喘。无汗是喘的原因，喘是无汗的结果，"而"字是用来表达因果关系的连词。经文中未提脉象，结合第三条"脉阴阳俱紧"来看应是浮紧。

证属寒邪束表，卫闭营郁，肺气失于宣降。

治法当用发散风寒，宣肺平喘之法。

主方：当用麻黄汤。方中麻黄辛温，宣发肺气，开腠散寒，解表发汗，定喘，为主药；桂枝辛温，解肌祛风，助麻黄发汗，麻、桂合用，发表散寒之力更著；杏仁宣肺平喘，杏仁、麻黄相伍用，定喘之力更强。喘因无汗，故以发汗为目的，汗出之后，肺气得宣，其喘自愈；甘草甘平，调和诸药，且可缓解麻桂之性，以防过汗伤正。

16. 太阳伤寒表实证的三种转归的辨证施治

【原文】太阳病，十日以去[1]，脉浮细而嗜卧[2]者，

外已解也，设胸满胁痛者，与小柴胡汤。脉但浮者，与麻黄汤。（37）

【讲解】本条经文提示：太阳伤寒表实证迁延10多天以后，可能出现三种不同转归的辨证与治法。一种情况是见脉细而嗜卧，说明外证已解，正胜邪去，趋向自愈，无需再药。二种情况是出现了胸闷胁痛，表示邪传少阳，故要用小柴胡汤和解少阳。三种情况是但见脉浮，这表示邪仍在表，故与麻黄汤治疗。

（1）以去：同已去。

（2）嗜卧：喜好睡觉。

17. 太阳表实证衄解的三种途径：以衄代汗、自衄红汗、以汗代衄

【原文】太阳病，脉浮紧，无汗，发热，身疼痛，八九日不解，表证仍在，此当发其汗。服药已微除，其人发烦目瞑[1]，剧者必衄，衄乃解。所以然者，阳气重[2]故也。麻黄汤主之。（46）

太阳病，脉浮紧，发热，身无汗，自衄者，愈。（47）

伤寒脉浮紧，不发汗，因致衄者，麻黄汤主之。（55）

【讲解】以上三节经文，论述太阳表实证致衄的病理及预后，大致有三种情况：一是以衄代汗：第（46）条"脉浮紧，无汗，发热，身疼痛"乃典型的太阳表实证。"八九日不解，表证仍在"，自然"当发其汗"。然而服药后，药虽中病，只能稍挫病势，表证虽略有减轻，随后邪正相争更为激烈，又发生了"心烦目瞑"的症状，这种症状进一步加剧，必然会出现晕衄，往往邪随衄解，诸症告除。为

什么会出现这样的情况呢？"所以然者，阳气重故也。"是说之所以出现这种情况，是因为太阳伤寒表实证邪郁日久，阳气郁遏太严重，在辛温药力的鼓动下，郁遏之阳奋力祛邪，营中之邪气来不及从汗而解，于是直接从血分外泄，从而出现鼻衄，由于血汗同源，外邪不得汗解，则可通过衄血而解，所以说"衄乃解"，这就是以衄代汗。

太阳表邪从血分外泄，为什么要通过鼻衄？其他部位出血能否达到同样的效果？这是由于太阳主表，肺主皮毛，二者均关系到体表营卫，太阳表寒如不能从汗而解，则只能通过肺窍——鼻部衄血而解，其他部位的出血达不到祛除表邪的效果。

二是自衄作解：第（47）条"太阳病，脉浮紧，发热，身无汗，自衄者愈"。是说太阳伤寒表邪外束，玄府闭塞，未能及时用药发散，人体正气如能很好发生抗邪作用，病邪可以自汗而解，也可能通过自衄而解，通过自衄而解者，常见于阳气壮盛之人。外感风寒后，当汗失汗，卫表郁闭日甚，邪无出路，阳气郁遏，势必波及营阴而迫血外溢。邪随衄解，犹如汗解，故鼻衄有"红汗"之称。

三是以汗代衄：第（55）条"伤寒脉浮紧，不发汗，因致衄者，麻黄汤主之"是说伤寒表实证，当汗失汗，则表邪郁闭，邪无出路。虽然有衄解之转机，但鼻衄点滴不畅，而表证依然留恋不解，这就和汗出不彻而表邪不解的道理一样，可以用麻黄汤发汗，以汗代衄。

（1）目瞑：瞑，音 míng，闭目也。此因头晕目眩而不敢睁眼。

（2）阳气重：指阳气郁遏较重。

18. 麻黄汤九禁之一

【原文】 咽喉干燥者，不可发汗。（83）

【讲解】 咽喉干燥者，提示阴液不足，故不可使用辛温发汗。因为咽通胃、喉通肺，咽喉乃肺胃之门户，又是三阴经脉循行之处，尤其是手太阴肺经和足少阴肾经均贯于喉。在生理情况下，咽喉须依赖肺肾阴液的滋养和润泽，才能很好地发挥其通气道、过饮食、发声音的功能。若咽喉干燥，则提示阴液不足，咽喉失润，此时，虽然有太阳表证，亦不可辛温发汗。因为阴液已经不足了，汗出则伐源，如再强行发汗，则更伤阴液，必然变证蜂起，故禁汗。正确的治疗，应是滋阴解表（常用）或是先补阴后解表。

19. 麻黄汤九禁之二

【原文】 淋家不可发汗，发汗必便血。（84）

【讲解】 淋家，指久患淋病之人。淋，指小便淋漓不尽，尿频量少，尿道作痛的病证。便血，此指小便出血。

久患淋病之人，多属于下焦阴亏而膀胱湿热，虽有太阳表证，也不可辛温发汗。因为辛可耗阴，温可助热，若误用辛温，不但助膀胱之热，而且更伤下焦之阴。随着阴愈伤而热愈盛，如果热迫血妄行，就可能发生尿血。

对于淋家外感，建议用辛凉解表之剂。对于误施汗法而致尿血者，可用养阴清热凉血法，可以选用猪苓汤或小蓟饮子。

20. 麻黄汤九禁之三

【原文】 疮家，虽身疼痛，不可发汗，汗出则痉。

（85）

【讲解】疮家：指久患疮疡之人。痉：筋脉拘急抽搐。

久患疮疡之人，不仅有毒热内蕴，而且有脓血流出而气血两伤，其身疼痛，或因毒热阻遏，血脉不畅；或由气血不足，肌肤失养。不是伤寒表证，故不可辛温发汗。如果误用辛温发汗的方法治疗，则温助毒热而更甚；又因汗血同源，发汗必然更伤营血。营血既伤，不能濡养筋脉，加之毒热熏灼，则易导致筋脉强急，肢体拘挛的痉病。

对疮家毒热内盛又气血两虚者的身疼痛，宜用益气养血，清热解毒法治之。

21. 麻黄汤九禁之四

【原文】衄家，不可发汗，汗出必额上陷，脉急紧，直视不能眴，不得眠。（86）

【讲解】衄家：指经常出现鼻衄的人。额上陷脉急紧：指额上两旁凹陷处（即太阳穴）动脉，因血脉窒塞而拘急。直视，指在神志不清状态下两眼向前凝视，目睛无神的状态。眴：shùn，指眼珠转动。眠：通瞑，闭目也。

久患鼻衄之人，阴血常见亏虚，是不可辛温发汗的，如果误汗，势必更伤阴血（汗血同源）。阴血损伤，不能濡养筋脉，则额部两旁陷中之脉拘急；血虚不能上注于目，则两目呆滞凝视，目睛转动不灵活，不能闭目静息。

本条应和第（55）条互看，加以区别。第（55）条"伤寒脉浮紧，不发汗因致衄者，麻黄汤主之"，是伤寒表实证未能及时治疗，阳气郁遏太甚，邪气由血分外泄的表现。但衄血点滴不畅，衄后表实证仍在，所以仍以麻黄汤发汗，以汗代衄；本条则是平素有衄血，阴血素亏，所以在诊断上万不可将其误诊为伤寒衄解。

22. 麻黄汤九禁之五

【原文】亡血家，不可发汗，发汗则寒慄而振。(87)

【讲解】亡血家，指平素有慢性失血性疾病的人；寒慄而振：慄，内心发冷；振，动也，指身体颤动。寒慄而振，即寒战。

阴血亏虚，必致阳气亏损，因气为血帅，血为气母也。气血阴阳两虚，则肌肤失养，常会有身痛的表现，这是失养作痛，症状虽和太阳伤寒表实证类似，但痛因不同。此证如果妄用辛温发汗，必致阴阳气血更虚。因为血汗同源，夺血者无汗，夺汗者无血也，阴血不足，筋脉失濡，阳气损伤，肌肤失温，因而就会出现寒战不止的变证。

这种病证，不可以单独使用辛温发汗，宜用补益气血兼以解表的方法治疗。

23. 麻黄汤九禁之六

【原文】汗家，重发汗，必恍惚心乱，小便已阴疼，与禹余粮丸。(88)

【讲解】汗家，指平素患有盗汗或自汗的人。恍惚心乱，精神恍惚，注意力不集中，心中慌乱不安；阴痛，尿道疼痛。

出汗过多，无论是自汗或盗汗，均有阴血阳气的损伤。若再用发汗的方法，则更伤阳气，也更损阴液，以致阴阳两虚。汗乃心之液，汗出则心液少，心失所养，心神无主，神气浮越，故恍惚而心乱。汗家重发汗，阴津受伤，阴中涩滞，故小便后尿道有疼痛，用禹余粮丸治疗。禹余粮丸已失传，其药物组成，只能依据方名和主症推理了。清代刘崑湘氏在其《伤寒杂病论义疏》中用"禹余粮四两，人参三两，附子两枚，五味子三合，茯苓三两，干姜三两，蜜为丸，如梧桐子大，每服 20 丸"可以参考。

24. 麻黄汤九禁之七

【原文】 病人有寒，复发汗，胃中冷，必吐蛔。（89）

【讲解】 病人有寒，是指病人的体质是素来胃肠虚寒，这种人即使复感外邪，也应当先温其里，后解其表，或者温中兼以解表，不可单独辛温发汗。如果误发汗，则更伤胃肠之阳，使胃肠更加寒冷。胃寒则气逆，则见呕吐。若素有蛔虫寄生，因蛔虫有喜温避寒的特性，常常会因肠寒而上行扰动，乱窜不安，导致胃气不降，就很有可能发生吐蛔的现象。

25. 麻黄汤九禁之八

【原文】 脉浮数者，法当汗出而愈。若下之，身重心悸者，不可发汗，当自汗出乃解。所以然者，尺中脉微，此里虚，须表里实，津液自和，便自汗出愈。（49）

【讲解】 太阳伤寒初起未发热之时，脉多浮紧，一旦发热，脉多浮数，理当用麻黄汤发汗而治愈。为什么脉浮数当用麻黄汤呢？因为这里的脉浮数，并非感受热邪所致，而是感受寒邪，外寒束表，表闭阳郁，阳气不得宣泄，奋力抗邪所致。若是误用了下法，则徒伤里气，不但表不除，而且会发生变证。本条表证误下后，出现身体沉重、心悸、尺中脉微等症，提示正气受损，且以阳气虚损为主。阳气虚损，清阳之气不能充实肢体，加之表邪未解，内外交困，故身重；阳虚心神失养，故心悸；尺脉候里，微主阳虚，这正是里阳虚损的明证，所以说"此里虚"。表证误下之后，里阳虚而表邪犹在，这属夹虚伤寒，于是就不可以再发其汗了。因为中药发汗祛邪，是通过正气来发挥作用的，如果正气已虚，发汗后不仅达不到汗出表解的目的，还会使正气更加虚损，从而可能导致其他变证的发生。对于这种里虚兼表的证候，应重在补其里虚，等到表里正气充实，气血充沛，津液自和，则病证就有可能自汗而解。所以说："须表里实，津液自和，便自汗出愈。"

26. 麻黄汤九禁之九

【原文】脉浮紧者，法当身疼痛，宜以汗解之。假令尺中迟者，不可发汗。何以知然？以荣气不足，血少故也。（50）

【讲解】脉浮紧，为太阳伤寒表实证的典型脉象。因其寒邪束表，营阴郁滞，理当见身疼痛之症。脉浮紧且身疼痛，治当用麻黄汤发汗。倘若此时脉象并非阴阳俱紧，而是"尺中迟"，尺脉以候里，迟滞无力为营血不足，因此本证当属里虚夹有外感。此时虽有表证，亦不可强发其汗。因汗为心之液，血汗同源，发汗则可使营血更伤。所以说："以荣气不足，血少故也。"

作业：

1. 掌握太阳伤寒的病因病机和证治。

2. 熟悉太阳伤寒和衄解的关系。熟悉麻黄汤九禁的具体内容。

3. 自学原文51、52、36条，了解有关内容。

第五讲

27. 寒邪在经，太阳经气不利证，葛根汤

【原文】太阳病，项背强几几，无汗恶风，葛根汤主之。（31）

【讲解】太阳病，表实脉浮，头项强痛而恶寒，加上项背强几几，无汗恶风的症状，就要用葛根汤主治。项背强几几，就是后项连及背部有拘紧不柔和的感觉，这是因为寒邪侵袭太阳经脉，寒主收引，寒性凝滞，使太阳经气不利、气血运行不畅，筋脉拘急痉挛所致。无汗恶风就是无汗恶风寒，正是寒邪闭表的特征，证属寒邪在经、太阳经气不利，故以葛根汤发汗散寒，疏通经脉。

葛根汤由桂枝汤加葛根、麻黄而成。葛根为主药，有升津液，舒筋脉之功，又助麻、桂解肌发表，加麻黄可增强桂枝汤的解表发汗之力。

本证为表实兼项背拘急，为何不用麻黄汤加葛根，反取桂枝汤加葛根麻黄呢？

这是因为麻黄汤发汗力强，再加葛根升阳发表，恐汗出太多而伤津，难以达到升津液，濡润经脉的目的。而桂

枝汤加葛根、麻黄，既能收发汗升津之效，又无过汗之虞，且方中之芍药、大枣、炙甘草又可补养阴血，补充津液生发之源。

本证与麻黄汤证有何异同呢？相同的是：皆为风寒外感无汗。不同的是：麻黄汤证为寒邪束表，卫闭营郁，肺气不宣，故症见表实而喘，虽有头项强痛而不见项背强几几；本证为寒邪在经，经气不利，故见表实兼项背强几几，但无气喘。

本证与桂枝加葛根汤证又有何异同呢？相同的是：二者都有项背强几几的症状。不同的是：桂枝加葛根汤证有汗，为风邪在经、太阳经气不利；葛根汤证无汗，为寒邪在经，太阳经气不利。有汗与否是辨证要点。

28. 太阳与阳明合病兼下利，葛根汤；不下利但呕，葛根加半夏汤

【原文】太阳与阳明合病者，必自下利，葛根汤主之。(32)

太阳与阳明合病，不下利但呕者，葛根加半夏汤主之。(33)

【讲解】以上两条是讲太阳与阳明合病的证治，指太阳和阳明经表同时受邪，同时出现太阳经表和阳明经表证候。太阳阳明合病，太阳表实是相同的，不同的是阳明里气，升降功能失常或下利，或不下利但呕。若太阳阳明合病，自下利者，用葛根汤治疗。葛根汤由桂枝汤加葛根、麻黄组成。桂枝汤与麻黄共解太阳之表，葛根解阳明之表且能升阳而止泻，故二阳合病兼见下利的，以之为主方。

太阳与阳明合病，不下利但呕者，则在葛根汤中加半夏，以和胃降逆止呕，这就是葛根加半夏汤了。

此汤中葛根是否可有可无？

我们认为是不可缺少的。因为呕吐是阳明经症状，由于阳明经脉邪气盛，阳明里气抗邪于表，不能顾护于里，于是，导致了里气升降失常，因而出现呕吐（或下利），葛根是入阳明经治阳明经表证的药物，而半夏虽有和胃降逆之功，但不能解除阳明经表邪。所以，葛根是必不可少的。

29. 寒闭肌表，阳郁化热证，大青龙汤

【原文】太阳中风，脉浮紧，发热恶寒，身疼痛，不汗出而烦躁者，大青龙汤主之。若脉微弱，汗出恶风者，不可服之。服之则厥逆，筋惕肉瞤，此为逆也。（38）

【讲解】"太阳中风，脉浮紧"，此言大青龙汤证的病因：太阳中风是风邪袭表，脉浮紧为寒邪袭表。既有风邪，又有寒邪，合成风寒之邪。（有人认为，要么是太阳中风，要么是太阳伤寒，出现太阳中风而脉浮紧是矛盾。其实，风为百病之长，风邪和其它病邪兼夹是很常见的事，如风寒、风湿、风热、风燥等。）但此处风与寒不对等，寒重于风，何以知之？下文"发热恶寒，身疼痛，不汗出"足以说明伤寒是主要的。接下来，烦躁，烦是心烦，躁是手足躁扰不安。

烦躁是本证最重要的主证。之所以烦躁，是因为寒邪郁表，令阳气郁遏不得宣泄，阳郁进而化热，郁热扰心而生烦躁。烦躁为内热所致，内热由于表闭阳郁。故不汗出是烦躁之因，烦躁是不汗出之果。以上的证候，要用大青

龙汤主治。大青龙汤，由麻黄汤重用麻黄，另加石膏、生姜、大枣而成。麻黄用量是麻黄汤的二倍，发汗之力倍增，又用桂枝、生姜辛温发汗，外散风寒，以开表气之闭；石膏大辛大寒，以清郁热、除烦躁；炙甘草、大枣和中以滋汗源，诸药相合，既能发汗解表，为发汗竣剂，又可清热除烦，为表里双解之剂。

接下来，如果脉微弱且汗出恶风的，就不可服用大青龙汤。这里说的脉微弱，乃肾阳虚衰，无力鼓动气血的表现，汗出恶风为肾阳虚衰，表阳不固，温煦失司的特征。这是一个纯虚寒的证候，与大青龙汤的表闭阳郁而化热烦躁的病机有霄壤之别，怎么能够同日而语呢？如果虚弱的阳气勉强与阴寒相抗争，争而不胜的时候，常会出现肢体躁动不宁的表现，这是"阴盛则躁"的躁烦。而大青龙汤证有的是"阳盛则烦"的烦躁。因此，临床必须鉴别清楚。如将阴盛的躁烦证误辨作阳热扰心之烦躁证，而用大青龙汤竣汗，则必然过汗亡阳，阳气不能充达四末，而致手足厥冷；亡阳伤液，筋肉失养，则可导致筋肉跳动不宁。即所谓筋惕肉瞤，惕，音 tì，动也；瞤，音 shùn，本义为眼睑跳动，在此引申为肌肉跳动。筋惕肉瞤，指肌肉不自主的跳动。错误的做法导致不良后果，故此为逆也。

30. 湿郁肌表，阳郁化热证，大青龙汤

【原文】伤寒脉浮缓，身不疼但重，乍有轻时，无少阴证者，大青龙汤发之。（39）

【讲解】"伤寒脉浮缓"，此言大青龙汤证的又一病因。伤寒就是伤于寒，脉浮是伤于风，脉缓是伤于湿，也就是

说本条病因是伤于风寒湿，然风寒湿三者并不对等，而是湿邪重于风寒之邪，何以知之？下文"身不疼但重，乍有轻时"，足以说明湿邪重于风寒之邪。正因为湿重寒轻风微，湿性重浊，故身重；风寒邪轻，故身不疼；又因湿郁肌表，阳郁可生热，热又可去湿，故湿邪时有减轻，进而使身重时有减轻。

无少阴证，也就是没有少阴肾阳虚损或阳虚阴盛的躁烦证者，应当和阳热内盛的烦躁证区别开来。

少阴证虽然也有四肢沉重，易与本证的身重混淆，但少阴证须还有脉微细，但欲寐等症状可资鉴别。必须无少阴证，才可用大青龙汤发汗治之。

31. 太阳伤寒兼水饮证治一，小青龙汤

【原文】伤寒表不解，心下有水气，干呕发热而咳，或渴，或利，或噎，或小便不利、少腹满，或喘者，小青龙汤主之。（40）

【讲解】"伤寒表不解"，是说病人患太阳伤寒证，有发热、恶寒无汗、脉浮紧等临床表现仍未解除，"心下有水气"，是说胃脘部有水气停留，心下即胃脘部。这是太阳伤寒兼水饮证候，其症状可能还会有"干呕"，乃水饮犯胃，胃气上逆所致；"发热"说明表邪未解；"咳或喘"是因外邪引动内饮，内外合邪，水寒射肺，肺失宣降所致。

水饮之邪变动不居，常随三焦气机的升降出入而随处为患，或壅于上，或积于中，或滞于下，因而出现了"或渴，或不渴，或利，或噎或小便不利，少腹满"等诸多的或见症状。水饮为患，一般不渴，但饮停不化，津液缺乏

或有口渴，不过当是渴喜热饮，饮亦不多，水走肠间，清浊不分，则下利；水寒滞气，气机不利则噎；水饮内蓄，气化不利，故小便不利，甚则小腹胀满。本证外有表寒，内有水饮，故以小青龙汤发汗蠲饮，表里同治。该方中，麻黄发汗解表，宣肺平喘，兼以制水；桂枝肋麻黄解表通阳散寒；半夏化痰饮，降逆止呕；芍药酸敛护阴，与桂枝合用则调和营卫；炙甘草和中护正调和诸药。本方中，干姜、细辛、五味子同用，为其特点，一则符合"病痰饮者，当以温药和之"，二则取干姜、细辛之辛温，宣散风寒之邪，五味子酸收，收敛耗散之肺气，一散一收，散中有收，收中有散，对调节肺的宣发肃降功能，治水饮犯肺的咳喘，有极好的疗效，而且五味子敛肺滋肾，与麻黄相伍，亦有宣散与收敛并举之功。诸药相合，既可宣散在外之表寒，又可温化在内之水饮，诚为解表化饮，表里同治的典型代表方剂。

32. 太阳伤寒兼水饮证治二，小青龙汤服后口渴的机理

【原文】伤寒心下有水气，咳而微喘，发热不渴。服汤已渴者，此寒去欲解也。小青龙汤主之。(41)

【讲解】本条有倒装语法，"小青龙汤主之"应放在"发热不渴"四字之后。"伤寒"，即太阳伤寒，有相应的表实证，如恶寒、无汗、脉浮紧等。"心下有水气"，指胃脘部有水气停留，"咳喘"乃因外寒内饮，水寒射肺，肺失宣降所致，"发热"是表邪未解表现，外有寒邪内有水饮故不渴。以上证候用小青龙汤主治。服汤的汤，指小青龙汤，原本不渴，服小青龙汤后，由"不渴"转为"渴"了，说

明寒饮已去，是病欲解之佳兆，这时的口渴，是因发热之后，温解之余，津液一时的不足才出现的，大多渴而不甚，可少少与饮之，令胃气和、水津布达则愈，就不必再服用小青龙汤了。

33. 表郁轻证，桂枝麻黄各半汤

【原文】太阳病，得之八九日，如疟状，发热恶寒，热多寒少，其人不呕，清便欲自可，一日二三度发。脉微缓者，为欲愈也；脉微而恶寒者，此阴阳俱虚，不可更发汗、更下、更吐也；面色反有热色者，未欲解也，以其不能得小汗出，身必痒，宜桂枝麻黄各半汤。(23)

【讲解】太阳病的自愈日最多七天（参原文第 7 条，发于阳，七日愈，发于阴，六日愈），得之八九日尚未愈，症状变得像疟疾似的，一日二三次发作，发热恶寒，热多寒少。

为什么说如疟疾呢？疟疾的特点：一是寒热交作，二是阵发，一日只有一次；本条所言如疟疾状，指阵发如疟疾，非指寒热交作如疟疾。一日二三度发，不是仅发一次，故曰如疟。

本条所云发热恶寒，也不像太阳伤寒和中风那样，发热恶寒是持续的，不是阵作，也不是交作；其人不呕，说明非少阳证；清便欲自可，"清"同"圊"，原意是"厕所"，名词，这里是名词活用为动词，作"上厕所"解释。清便即解大便。"欲"通"续"，"可"犹"宜"也，清便欲自可，就是清便续自可，也就是排便持续正常，提示邪气未入阳明。一日之中阵发二三次，类似疟疾的阵发发作，这是由于病久正伤邪微，小邪闭郁不解，正邪数次交争所致。这叫表郁轻证。

上述表郁轻证可能出现三种不同转归。一是脉微缓者，为欲愈。这里的脉微缓，是指脉象由浮紧而变得稍微和缓了，邪微正复之兆，是欲愈之候。二是脉微而恶寒者，此阴阳俱虚，不可更发汗，更下，更吐也。这里的脉微为里阳虚衰，恶寒为表阳不足，表里阳气俱虚，所以说"阴阳俱虚"，亦即表里俱虚，治当扶阳助表，切不可再用汗吐下法，徒伤正气了。三是面色反有热色者，未欲解也，以其不能得小汗出，身必痒。热色，即赤色。在"如疟状……一日二三度发"的基础上，又见面赤，无汗，身痒，这是由于太阳表邪未解，阳气怫郁不伸，故面色红赤；小邪闭郁肌肤，汗不得出，故身痒。寒邪重则身痛，寒邪轻则身痒。以上诸证皆因邪郁日久，小寒闭表，不得汗出所引起。

本证无汗，也未经发汗，小邪闭郁不解，则非桂枝汤所能解；身痒而不痛，且病程既久，营卫亦虚，也非麻黄汤所宜，只有二方合用，减小药量，方能切合病情，故用辛温轻剂桂枝麻黄各半汤小发其汗。

麻黄汤发汗解表，疏通皮毛，以治表实无汗；桂枝汤调和营卫，扶正以滋汗源，两方皆取半量合用，小制其剂，刚柔相济，甚合病情。

34. 桂枝二麻黄一汤证治

【原文】服桂枝汤，大汗出，脉洪大者，与桂枝汤如前法。若形似疟，一日再发者，汗出必解，宜桂枝二麻黄一汤。(25)

【讲解】服桂枝汤后，大汗出，这是完全可能的，汗不如法就会大汗出。服桂枝汤方法是"服已须臾，啜热稀粥一升余，以助药力，温覆令一时许"，诸如热稀粥的热度高低、数量多少、温覆的厚度，温覆的时间等，都可影响汗出的多少。

服桂枝汤大汗出后，可能有两种转归：其一是脉见洪大，但并没有说其他情况发生了变化，这就意味着，发热恶寒，头痛项强等症状仍在，也就意味着桂枝汤证仍在。此时出现的洪大脉应是服用辛温药物后，鼓动阳气浮盛于外，与邪相争的反映。因邪仍在肌表，故仍用桂枝汤解肌祛风，调和营卫。

其二是"形似疟，一日再发"，只是说发热恶寒一天发作两次。而其他症状，如发热恶寒，热多寒少，面赤无汗，身痒等症，应当还有。这是大汗出后微邪未解的证候。与桂枝麻黄各半汤比较，病机相同，但表邪更轻，故只要用桂枝二麻黄一汤就可以微汗而愈了。本方和桂麻各半汤相较，药味相同，但在药物分量上，麻黄汤的剂量更轻，故本方的发汗力更轻，所以适用于大汗后微邪不解的证候。

35. 桂枝二越婢一汤证治

【原文】太阳病，发热恶寒，热多寒少。脉微弱者，此无阳也，不可发汗。宜桂枝二越婢一汤。(27)

【讲解】太阳病，发热恶寒，热多寒少，提示有小邪未解，应当还有面赤身痒、无汗等表郁轻证症状。接着提到"脉微弱者，此无阳也，不可发汗。"脉微弱为肾阳虚衰，鼓动无力所致，肾阳既衰，所以说此无阳也，这样的证候，应当回阳救逆，当然禁用汗法了。为什么要插入这个假设呢？肾阳虚衰证与桂枝二越婢一汤证必有类似之处，必须加以鉴别，对于肾阳虚衰的病人来说，当虚弱的阳气和强盛的阴寒邪气相争，争而不胜的时候，常常会出现肢体躁动不宁的躁烦证，而本条所述，小寒闭表，阳气内郁，阳郁化热，郁热扰心，就应当会见到烦躁，这就需要和阳虚的躁烦相鉴别。可见本条证候表现的主症中必有烦躁，如无烦躁就不会提出和少阴阳虚的躁烦相鉴别。本证表寒里热，病机和大青龙汤证相同，但只是小寒闭表，轻度热郁，因此轻重程度和大青龙汤证相差很大。治用桂枝二越婢一汤微发其汗，兼清里热，也可看成是大青龙汤的轻剂。

作业：

1. 葛根汤的证治如何？

2. 太阳与阳明合病，有哪两种兼见症？兼见下利和不下利而呕吐者，各用何方治之。

3. 大、小青龙汤证在主症、病机、治法上有何不同？

4. 表郁轻证三方的异同点。

第六讲

36. 太阳蓄水证，渴者，五苓散；不渴者，茯苓甘草汤

【原文】太阳病，发汗后，大汗出，胃中干，烦躁不得眠，欲得饮水者，少少与饮之，令胃气和则愈。若脉浮，小便不利，微热消渴者，五苓散主之。(71)

【原文】发汗已，脉浮数，烦渴者，五苓散主之。（72）

【原文】伤寒汗出而渴者，五苓散主之；不渴者，茯苓甘草汤主之。（73）

【原文】太阳病，小便利者，以饮水多，必心下悸，小便少者，必苦里急也。（127）

【原文】本以下之，故心下痞，与泻心汤，痞不解，其人渴而口燥烦，小便不利者，五苓散主之。（156）

【讲解】（71）条，太阳病，因治不得法，致大汗出。邪未从汗解，可出现两种病症，一种是病症较轻，仅出现胃中干，烦躁不得眠，欲得饮水者。其病因病机是：汗出过多，必伤津液，胃中津液不足，故胃中干。津液为阴，阴虚则阳盛，津亏则气躁，阳盛气躁，则心神不宁而烦躁不得眠。津液亏于内，必然求助于外，这是人体本能的需求，故而口渴欲得饮水。像这种胃中津伤证，用饮水疗法，少量多次地、慢慢地给予饮水，使胃气和就痊愈了。若是转折词，说另一种病证是太阳蓄水证："脉浮"，说明表邪未解；"小便不利"，指小便少，是膀胱气化不利，排尿功能发生障碍的表现，并不是点滴不通，也无尿道涩痛；"微热"也因表邪未解；"消渴"，此处指口渴多饮，而且饮不解渴的症状，因膀胱气化不利，津液不能输送所致，并非后世所说的以三多一少为特征的消渴病。

综上所述，脉浮，身微热，是太阳表邪未解之表现，小便不利和消渴都是膀胱气化不利的表现。气化不利，排尿少，津液不能输送，则水蓄膀胱而成蓄水证。故脉浮，小便不利，微热，消渴是外有表证，里有蓄水的证候，属于表里同病，这样的证候，用化气利水，兼以解表的方法，五苓散主治就可以了。

五苓散方中，猪苓、茯苓、泽泻淡渗利水，通利小便，导水下行；白术助脾气之转输，使水津四布，伍茯苓，增强健脾利水之功；桂枝辛温，通阳化气，又散表邪；茯苓配桂枝，通阳化气以利水。五药合用，使水行气化，脾健表解，诸症悉除。

（72）条，是补充（71）条脉证的，文字简略，应当有小便不利一证。"发汗已"，指发过汗了；"脉浮数"，知邪尚在表；烦渴，指饮不解渴的程度；小便不利而烦渴，是足太阳腑病，水蓄膀胱。五苓散中，桂枝疏外，四苓利水，能两解表里。假若小便利而烦渴，则是初入阳明，胃热白虎汤证也。

（73）条，亦是省文，承（71）条而来，在"五苓散主之"句前，应还有脉浮、小便不利、微热等症。目的是要与后面的茯苓甘草汤证的不渴相鉴别。前半截与（71）条相同，渴是水蓄膀胱，脾不布津所致，故以五苓散健脾温阳利水。后半截说"不渴者，茯苓甘草汤主之"，根据厥阴篇（356）条，"伤寒厥而心下悸，宜先治水，当服茯苓甘草汤……"故茯苓甘草汤证还应有心下悸、肢厥等症状。茯苓甘草汤中共四味药，茯苓合桂枝以温阳利水，桂枝合生姜温胃散水，甘草益气和中，共成温胃散寒利水之剂。

（127）条，为（73）条的补充说明，以小便利与不利区别水停之部位。太阳病小便利者，本不当蓄水，但因饮水过快过多，来不及排泄，故水蓄于中焦胃，水气凌心，故必见心下悸。亦如《金匮要略》所云："食少饮多，水

一、太阳病（第一到十二讲）

033

停心下，甚者则悸。"小便少者，即小便不利者，属水停下焦膀胱。若小便利，说明下焦气化功能正常。今水停下焦，膀胱气化不利，故小便少而苦里急。苦里急的意思就是小便欲解不能，少腹部有急迫的痛苦感觉。

（156）条，"本以下之，故心下痞"，是说导致心下痞的原因，"与泻心汤，痞不解"，这是为什么呢？泻心汤是治热痞的，并不能通治各种痞证，本证不是热痞，故用之无效。"渴而口燥烦"，即口中燥渴而心烦。渴而燥烦，加上小便不利，乃蓄水主证，故知此痞乃蓄水所致，所以改用五苓散温阳化气利水，气化利而蓄水除，则痞自愈。

37. 水逆证治，五苓散

【原文】中风发热，六七日不解而烦，有表里证，渴欲饮水，水入则吐者，名曰水逆，五苓散主之。(74)

【讲解】中风发热，六七日未解除，并出现烦躁，这是邪气随经入腑，以致经腑俱病，故而有表里证，即：既有脉浮、发热的表证，又有烦渴、欲饮、小便不利的蓄水里证，甚至出了"水逆"的现象。"口渴欲饮水，水入则吐"，这就叫："水逆"。烦躁口渴是因水停气滞，津不上承所致，渴欲饮水，水入则吐，乃因水蓄太多，饮水不受。五苓散能温阳化气，健脾利水，兼能解表，故能主治水逆。蓄水证的口渴，舌必不红，苔必不燥，这是与胃热津伤之口渴见舌红苔燥完全不同，临床必须加以区别。

38. 太阳蓄血证，血热初结，热重瘀轻，桃核承气汤

【原文】太阳病不解，热结膀胱，其人如狂，血自下，

下者愈。其外不解者，尚未可攻，当先解其外；外解已，但少腹急结者，乃可攻之，宜桃核承气汤。(106)

【讲解】"太阳病不解"，说明表邪犹在，"热结膀胱"，说明表热循经入腑化热，热与血结于膀胱部位（小腹部），"其人如狂"说明血分浊热上扰病人心神，其人神志出现了异常，犹如发狂。发狂者表现：乱说乱动、语无伦次，甚至弃衣而走，登高而歌，逾墙越壁，不易制止。如狂则没有那么严重，可表现为妄言妄动，坐立不安，但不至于狂走，或怒目圆睁，或拳头紧握，如欲击人等，较易制止。"血自下，下者愈"这是一种自愈现象，应该是血结轻浅，本身有下血倾向，如痔疮，经期到来或产后恶露未尽，或泌尿系统疾病有尿血表现等，就可出现热随血下而愈。

"其外不解者，尚未可攻，当先解其外"，表里同病，治当先表后里。外邪如未解，不可以攻邪，应当先解表。"外解已，但少腹急结者，乃可攻之，宜桃核承气汤。""外解已"指外邪已经解除了。"但少腹急结"，指没有表邪，只有少腹急结的里证，"少腹急结"指少腹疼痛，胀满，拘急不舒。"乃可攻之"，即才可以放心攻里，攻里宜用桃核承气汤。

桃核承气汤由调胃承气汤加桃仁、桂枝组成。大黄、芒硝，苦咸寒并用，能泄热破结，大黄又可祛瘀生新，桃仁破瘀血，桂枝辛温通行阳气，用在本方，其意不在解表，而在通阳、行阴、开结，炙甘草护正，调和诸药。共成泄热行瘀之剂，用于太阳蓄血证，血热初结阶段，热重而势急，瘀血初成较轻者最宜。

39. 血热互结，瘀重热敛，抵当汤

【原文】太阳病六七日，表证仍在，脉微而沉，反不结胸，其人发狂者，以热在下焦，少腹当硬满，小便自利者，下血乃愈。所以然者，以太阳随经，瘀热在里故也。抵当汤主之。（124）

太阳病身黄，脉沉结，少腹硬，小便不利者，为无血也。小便自利，其人如狂者，血证谛也，抵当汤主之。（125）

【讲解】第（124）条太阳病六七日，当愈未愈，表证未解，但脉象发生了变化，出现了脉微而沉，微是有形之邪阻滞，脉气不利，沉脉主里，说明病邪入里，"反不结胸"，是说病邪不是结在胸部，也就不是结在上焦。结胸乃病症名，指实邪结于胸膈脘腹，以胸膈脘腹硬满疼痛为主症的病症。"其人发狂者，以热在下焦"，说明病人除了脉微而沉以外，还有"发狂"，发狂的原因，是因为热在下焦；"少腹当硬满，小便自利者"，是说除了"发狂"，还当有少腹部硬满和小便自利的症状，少腹硬，是医者触按而知，少腹满是病人自觉症状，小便自利说明膀胱气化正常，病不在膀胱，而在血分；"下血乃愈"，瘀血得下，热即随下，瘀热去则诸证除，故曰下血乃愈。之所以是这样，"以太阳随经，瘀热在里故也"。就是说，本病成因是：太阳表邪不解，邪气随经入里化热，热与瘀血结于下焦。蓄血重证，不待解表，当立即峻逐瘀血。抵当汤为主治之方。

第（125）条，"太阳病身黄，脉沉结，少腹硬，小便不利者，为无血也。"意思是说，太阳病表邪未解，但有身

黄，脉象异常，脉变沉结了，少腹硬，但小便不利，这是
湿热发黄。沉脉主里，结脉缓中时止，是气血凝滞，血脉
不利之象，少腹硬非唯瘀血，水蓄气滞亦可致之。

从小便不利就可知下焦有水蓄气滞，而非蓄血，"为无
血也"，是指没有瘀血证，即没有小便自利。人发狂或如狂
的下焦蓄血证，也没有出血症。"小便自利，其人如狂者，
血证谛也。"是说，"小便自利"和"如狂"是蓄血证的确
凿证据。谛音 dì。抵当汤主治本病。

方中，水蛭、虻虫直入血络，行瘀破结；桃仁祛瘀生
新；大黄荡涤邪热，共成破血逐瘀之峻剂。体弱者用之
当慎。

本条重点是补充（124）条，说明下焦瘀血证的另一组
症状是"小便自利"和"如狂"，并对下焦水蓄气滞与下
焦瘀血证作了鉴别诊断。

40. 瘀热互结，热微瘀缓，抵当丸

【原文】伤寒有热，少腹满，应小便不利，今反利者，
为有血也，当下之，不可余药，宜抵当丸。（126）

【讲解】"伤寒有热"，是说伤寒表证未除，"少腹满"，
说明表邪随经入腑，少腹满，使我们很容易想到蓄水证，
蓄水证应当小便不利。"今反利者，为有血也，当下之"，
意思是说今小便不是不利，反而是利，这就说明不是蓄水
证，而是蓄血证，应当用攻下的方法。"不可余药"，就是
说，攻下时，不可用其他药，必须还用抵当汤中的那几味
药，抵当丸为适宜。

对"不可余药"的理解，本人认为，只能理解为"不

可以用其他的药物"。不能解释为"连汤带药渣一起服下",因为原文没有说可以用抵当汤,既然不用抵当汤,就没有药渣可言。事实上,本证只有发热、少腹满症状,未见少腹硬,亦未见发狂或如狂,这是明显的瘀缓热微,怎么能胜任抵当汤的峻攻呢?只能用抵当丸化瘀缓消。如果在抵当汤中加入其他药,或不用抵当汤中的四味药,而直接用其他药物,都不如抵当汤四药制成丸药有效。有人认为,抵当丸后的服法为煮丸服,据此解释为连汤带渣服用,但原文说"以水一升,煮一丸,取七合服之",明显是有余药备用的,是待晬时之后看结果而定,如果下血了,则不用再服余下的药,若不下者,更服。取七合的意思是取一升的十分之七,而不是将一升水煮至七合。而且,"不可余药"四字,是用在"宜抵当丸"四字之前,而不是放在之后。如放在之后,是可以理解为连汤带渣一起服下的,而实际情况是:"不可余药"四字用在"宜抵当丸"四字之前,这就不可理解为连汤带渣一起服下了。

作业:

1. 什么叫太阳蓄水证?五苓散的证治如何?
2. 何谓水逆?如何治疗?
3. 太阳蓄血三证是指什么?太阳蓄血三证有何异同?
4. 太阳蓄水证与太阳蓄血证有何异同?

第七讲

41. 变证治则

【原文】太阳病三日，已发汗，若吐、若下、若温针，仍不解者，此为坏病，桂枝不中与之也。观其脉证，知犯何逆，随证治之。（16 上）

【讲解】太阳病经过三天，已用过发汗的方法，但由于汗不得法，病仍未愈，医者转而使用吐、下，或施以温针，此类治法，都是误治，病必不愈，甚至恶化。这就叫坏病。太阳病经过一误再误，其证候已不属于六经病范畴了，所以说"桂枝不中与之也"。这里说的"桂枝"，实指桂枝汤，"不中"即不可、不能、不宜之意。针对坏病，没有固定的方法，但有一个原则，就是"观其脉证，知犯何逆，随证治之"。"观其脉证"，就是通过四诊，认真分析研究，"知犯何逆"就是了解犯过什么诊疗上的错误，"逆"，即错误。"随证治之"，就是根据辨证结果，给予正确施治。这一原则，不仅适用于治疗坏病，而且对各种疾病都有普遍的指导意义，因此它也是辨证论治精神的具体体现。

42. 辨寒热真假

【原文】病人身大热，反欲得衣者，热在皮肤，寒在骨髓也；身大寒，反不欲近衣者，寒在皮肤，热在骨髓也。（11）

【讲解】病人身上体表有高热，不但没有恶热喜冷，去衣揭被的现象，反而欲得加衣覆被，避寒就温。这充分表明"大热"为假象，阴寒在里才是本质。这是阴寒内盛，虚阳外浮的真寒假热证，所以说"热在皮肤，寒在骨髓也"。这里的皮肤，泛指人体的浅表部位，或说是疾病的表象。骨髓，指代人体内里部位，或说是病证的本质。

病人"身大寒"，即身寒肢冷，按常理应当喜温避寒，加衣覆被，今病人反而不欲近衣被，说明此"寒"为假象，阳热在里为疾病本质。这是真热假寒证，所以说"寒在皮肤，热在骨髓"。

43. 辨表证兼里实先后治则

【原文】 本发汗而复下之，此为逆也；若先发汗，治不为逆。本先下之，而反汗之，为逆；若先下之，治不为逆。(90)

【讲解】 "本发汗"，指表里同病时，表证急重，里证不急，应当用发汗法先治其表，"而复下之"，指医者反而反复用攻下法治之，这是错误的；"若先发汗，治不为逆"，说明先用发汗方法先解其表的治法不为错，是正确的。

"本先下之"，指表里同病时，里证急重，应当先用攻下的方法治里，"而反汗之"，指医者反而用发汗的方法先解其表，"为逆"，是错的，"若先下之，治不为逆"，说明先用攻下的方法先治其里，这种治法不为错，是正确的。

本条说明了，表证兼里实，一般应遵循"先表后里"的原则，后世医家称为"实人伤寒先发汗"。但如里证急，则先治里。这又是一个原则，即"急者先治，缓者后治"的原则。

44. 辨表证兼里虚下利先后治则

【原文】伤寒医下之，续得下利，清谷不止，身疼痛者，急当救里；后身疼痛，清便自调者，急当救表。救里宜四逆汤，救表宜桂枝汤。(91)

【讲解】"伤寒医下之"，是误治，伤寒本应解表，医者却用了下法；"续得下利清谷不止"，指误下后，里虚寒的症状更重了，出现了下利清谷不止的状况，下利指稀便，清谷指稀便中有不消化的食物；"身疼痛"表示身有表寒未除；"急当救里"，是说这样的表证兼里虚证，应当急救其里；"后身疼痛"指救里治疗后，身仍疼痛，是表证未除；"清便自调"，说明救里之后，里证已解，则"急当救表"。全句表明：先有表证，误下后出现了里虚。表证兼里虚者，当先救其里，待里证已解，但表证未罢，则应急救其表，否则，里虚初复，表邪仍会有内传的可能。救里宜用四逆汤，救表宜用桂枝汤。

本条说明，表证兼里虚的治疗原则："先救其里，后解其表"。

45. 辨表证兼里虚脉沉先后治则

【原文】病发热头痛，脉反沉，若不差，身体疼痛，当救其里。四逆汤方。(92)

【讲解】病人发热、头痛，是表证，脉当浮，今脉不浮反沉，说明不单是表证，里虚也有。"若不差"，指经过不恰当的治疗，病未愈。差，同瘥，音 chai（四声），病愈的意思。"身体疼痛"说明表证加重了。表证兼里虚，当先救其里。否则，若先治其表或表里同治，均不会治愈。原先只是头痛，后来身体疼痛，这就说明加重了。虽然表证加重了，治疗还当救其里，宜用四逆汤。因为用过解表药或用过温经发汗、表里同治的方法以后，病情没有缓解，反见加重，这就说明里虚的程度较重，在这样的情况下，如果先解表的话，是不会生效的，因为解表药是通过正气来发挥作用的，如果正气已虚，即使服用解表药，正气也无力运药而达不到发汗解表的效果。当然如果强行发汗，也有可能发汗的，但汗出了，病必更重了，因为里阳已经大虚，若再发汗，势必阳气更虚，甚至出现阳随汗脱的危境，所以治表证兼里虚者，当先救其里，后救其表。这种原则治法，后世医家归纳为"虚人伤寒建其中"。

本条和上条比较，上条举症略脉，本条则举脉略症，两条互看，脉症合参，共同说明一个问题，即表证兼里虚的治疗原则是：先救其里，后解其表。

作业：

1. 坏病或变证的治则是什么？
2. 怎样依据病人的感觉表现辨寒热真假？
3. 表证兼里实的先后治则为何？
4. 表证兼里虚的先后治则为何？

第八讲

46. 汗吐下后，热扰胸膈证，栀子豉汤；兼少气者，栀子甘草豉汤；兼呕者，栀子生姜豉汤

【原文】发汗吐下后，虚烦不得眠，若剧者，必反复颠倒，心中懊憹，栀子豉汤主之；若少气者，栀子甘草豉汤主之；若呕者，栀子生姜豉汤主之。(76)

发汗，若下之，而烦热，胸中窒者，栀子豉汤主之。(77)

伤寒五六日，大下之后，身热不去，心中结痛者，未欲解也，栀子豉汤主之。(78)

【讲解】伤寒经发汗不当，误吐、误下之后，出现了虚烦不得眠的症状，其中较剧烈的，必见反复颠倒，心中懊憹等症状。这里的虚烦，系指无形之热邪郁于胸膈所致，是病人的感觉，似热非热、似饥非饥、似呕非呕、似痛非痛，不可名状，与痰、水、湿等实邪有别，更不能释为正虚而烦。不得眠，是因虚烦影响了睡眠。其中症剧者，必反复颠倒，是翻来覆去，坐卧不宁的状态，心中懊憹，是虚烦之剧，闷乱莫名之状，像这样热扰胸膈的证候，以栀子豉汤主治。虚烦兼少气的，用栀子甘草豉汤主治，虚烦兼呕吐的，用栀子生姜豉汤主治。

伤寒发汗后，若再用下法，就会出现烦热、胸中窒的症状，用栀子豉汤主治。这里的烦热，胸中窒（胸中窒塞不舒）是热郁气滞之轻症。

伤寒过了五六天，大下之后身还热，又出现了心中结痛的症状，这是热郁气滞的重症（轻则窒闷），还用栀子豉汤主治。心中结痛，指胃脘部结闷而痛。

栀子豉汤中，栀子清透郁热，解郁除烦，导火下行，豆豉轻清宣透，辛散解表，和胃降气，二药相伍，宣中有降，降中有宣，为清宣胸膈郁热，治疗虚烦懊恼的有效良方。若兼少气，加甘草以益气，即栀子甘草豉汤，若兼呕吐，加生姜，降逆和胃止呕，即栀子生姜豉汤。

47. 热扰胸膈兼腹满，栀子厚朴汤

【原文】伤寒下后，心烦腹满，卧起不安者，栀子厚朴汤主之。(79)

【讲解】伤寒误用下法之后，出现心烦腹满，卧起不安等症状，系邪气内陷化热，郁于胸膈，滞于脘腹所致。郁热上扰心神，故烦，邪热下行壅滞于腹，腹部气机不畅，故腹满郁闷无奈，腹满不舒，故卧起不安。仅是邪热壅滞，未与有形之邪相结，故不需通腑，只需清热除烦，宽中消满就够了。方用栀子厚朴汤主治。方中，栀子苦寒，清热除烦；厚朴苦温，行气消满；枳实苦寒，破气消痞。三药合用，共奏清热除烦，宽中消满之效。

48. 热扰胸膈兼中寒下利，栀子干姜汤

【原文】伤寒，医以丸药大下之，身热不去，微烦者，栀子干姜汤主之。(80)

【讲解】太阳伤寒，医者误用了具有强烈泻下的丸药攻下，致使表邪陷里化热，郁于胸膈，郁热扰心，故心烦；

郁热透发于外，则见身热。以栀子干姜汤清上温下，寒温并用，栀子苦寒，清胸膈郁热以除烦，干姜辛热，温中焦之阳气以散寒。二药一清一温，一治上一治下，各司其职，且相互佐制，既不让栀子苦寒伤阳，也不让干姜再增郁热。根据方中用温中散寒的干姜，还可推知，本证误用攻下，致使中阳受损，虚寒内生，可能还会有下利、腹痛等症。

49. 栀子豉汤禁忌证

【原文】凡用栀子汤，病人旧微溏者，不可与服之。（81）

【讲解】"凡用栀子汤"，指栀子豉汤、栀子生姜豉汤、栀子甘草豉汤、栀子厚朴汤等以栀子为主的方剂。"病人旧微溏者"，指病人平素中阳不足，大便常溏薄者，不可与服栀子汤。这是因为栀子苦寒，施于热证，则清热除烦，若误用于寒证，则伤阳气，特别是脾胃之阳受损，必致泄泻，故中焦虚寒的人，栀子汤类方剂当禁用，但栀子干姜汤不在禁例。

50. 邪热壅肺证，麻黄杏仁甘草石膏汤

【原文】发汗后，不可更行桂枝汤，汗出而喘，无大热者，可与麻黄杏仁甘草石膏汤。（63）

下后，不可更行桂枝汤，若汗出而喘，无大热者，可与麻黄杏子甘草石膏汤。（162）

【讲解】这两节经文中，均有"不可更行桂枝汤"一句，这句话按常规应放在"无大热者"之后，放在之后说明汗出而喘无大热是不用桂枝汤的条件，提到前面则起到

强调作用，就是切不可用的意思。

两条经文可以合译成：发汗或误下后，出现了汗出而喘，无大热的证候，切不可用桂枝汤，只可予麻黄杏仁甘草石膏汤。

为什么会汗出？发汗后可致汗出，但汗出表解汗当止，误下也不会汗出，所以两条的汗出不由汗、下，都是内热壅盛，热蒸液泄。

为什么会喘？因为汗出是内热所致，因热壅于肺，肺气郁闭，故喘。

为什么无大热？无大热，只能说明表无大热，不能说明里无大热，如果里无大热的话，就不能汗出而喘了。前条发汗后，可能有两种情况，或汗出表解，或表邪未尽，仅使表热减轻，使大热变小热；后条误下后，则有可能使表热陷里，致里热更甚，里热熏蒸可使表微热。所以无大热是表无大热，但仍有微发热。微热可能是表邪未尽，也可能是里热熏蒸。对于汗下之后的发热、汗出而喘的证候，切不可再用桂枝汤了（更行，再用的意思），因为发热汗出，似乎可用桂枝汤，但假如用了桂枝汤的话，不但治不好本证，反而会加重。因为桂枝汤虽然能解除未尽之表邪，但它不能解除热郁肺闭之喘，其辛温之性还会加剧肺热，喘必不减，甚至加重，且桂枝汤的发汗作用，会使汗出更甚，产生阴伤液脱，甚至阴损及阳，出现亡阳等变故，所以说，切不可再用桂枝汤了。只宜用麻黄杏仁甘草石膏汤了。该方中，麻黄辛温，宣肺平喘，发散表邪；石膏辛寒，清肺中壅热，亦可兼制麻黄的辛温之性，使麻黄宣肺平喘而不添肺热，发散表邪而不致汗出过多；杏仁宣降肺气，协助麻黄平喘；炙甘草和中补正，缓肺气之急，且防止石膏损伤中焦之阳气，又调和诸药，使诸药相辅相成。

51. 胃热弥漫，津气两伤证，白虎加人参汤

【原文】服桂枝汤，大汗出后，大烦渴不解，脉洪大者，白虎加人参汤主之。(26)

【讲解】"服桂枝汤，大汗出后"，意思是服用桂枝汤，汗不如法，导致大汗出之后，"大烦渴不解"，指出现了很厉害的心烦、口渴，大就是形容烦渴之厉害，不解即不解渴，病未愈。为什么会大烦渴不解？这是因为：大汗出耗伤津液，加之阳热亢盛耗伤津液，津液大伤，欲饮水自救，故口渴，由于气随汗泄，热盛耗气，气伤不能将水液化为津液，故饮不解渴。"脉洪大"是里热亢盛之象。像这样里热炽盛津气两伤之证，白虎加人参汤可以主治。该方中：生石膏辛甘大寒，清肺胃气分之热，知母苦寒，清热滋阴，与石膏合用，清热而不伤津，滋阴而不敛邪，炙甘草、粳米滋养胃气，以防膏、知之寒凉伤胃，人参益气生津。诸药合用，共奏清热、益气、生津之功。

52. 协热下利证，葛根芩连汤

【原文】太阳病，桂枝证，医反下之，利遂不止。脉促者，表未解也；喘而汗出者，葛根黄芩黄连汤主之。(34)

【讲解】太阳病的桂枝汤证，医生误用下法治疗，导致表邪内陷引起变证，如下利不止、脉促、喘而汗出等，就用葛根黄芩黄连汤治疗。下利不止为表邪入里化热，热邪下迫肠道所致；脉促是脉数急促而时有一止，止无定数，

这是表邪未解的表现，邪未全陷于里，表里俱热，邪热与正气激烈相争，故见促脉；"喘而汗出"，乃因里热上蒸外迫所致，里热上攻，肺气不利则喘，热迫津液外出即汗出，证属表里同病，热利兼表，故以葛根黄芩黄连汤止利清热，两解表里。该方中，芩、连苦寒，清里热、厚肠胃，坚阴止利；葛根辛凉，既可解肌表邪热，又能升津液，起阴气而止利；炙甘草和中，调和诸药。四药相伍，既清里热而止利，又兼散表邪而退热，为清里热为主兼散表邪的表里双解之剂。后世称这种既有里热之下利，又兼表证之发热者为"协热下利"。

作业：

1. 热扰胸膈及其兼证的证治有哪些？

2. 葛根芩连汤、麻杏甘石汤和桂枝加厚朴杏子汤，三个汤证有何异同？

第九讲

53. 心阳虚证，桂枝甘草汤

【原文】发汗过多，其人叉手自冒心，心下悸，欲得按者，桂枝甘草汤主之。(64)

【讲解】因为发汗过多，导致心阳耗伤，病人双手交叉，自我保护性的将双手按护于心前区，想通过按护缓解心悸的症状。

冒，犹帽子，引申为护卫、按护。像这样汗多心阳受损者，或素体心阳虚弱者，可用桂枝甘草汤主治。桂枝辛温，甘草甘温，二药合用则辛甘化阳，能温补心阳，养心定悸。

54. 心阳虚烦躁证，桂枝甘草龙骨牡蛎汤

【原文】火逆下之，因烧针烦躁者，桂枝甘草龙骨牡蛎汤主之。（118）

【讲解】"火逆"是一误，用火攻发生变化如大汗等，用下法"下之"是二误，"烧针"是三误，"烦躁"继烧针之后出现，"因"，有"继……之后"的意思。故曰因烧针烦躁，烦躁是连续三误之结果。"烦"，因火逆和烧针，使心阳受损，津液耗伤，下法则直接损伤津液，使神失所养，以致心烦意乱，心神不宁，甚至心神浮越，精神恍惚，惶恐不安；"躁"，亦因连续三误，致津液大伤，四肢经络失去濡养，故肢体躁动不安。像这样，种种原因造成心阳虚而烦躁的证候，要用桂枝甘草龙骨牡蛎汤主治。桂枝甘草温补心阳，龙骨牡蛎潜镇安神。或问："火逆下之，因烧针"皆伤津液，何不用养阴之法？章虚谷解释得好："其表里阴阳气俱已乖逆，若用阴柔之药，反而郁滞不和，更变他证。故以味薄气清者，先收散乱之阳，调和而震慑之，气和而津液自生。此仲景用法之妙，非常见能所及也。"（《伤寒论本旨》）。我们也可以这样理解：火疗、烧针都是"壮火"，"壮火之气衰"，壮火易伤阳气。"汗"虽是阴液，但出汗之因乃由阳虚不固，所以扶阳才能固表，也才能止汗而保住阴液。

一、太阳病（第一到十二讲）

049

55. 心阳虚致惊狂证，桂枝去芍药加蜀漆牡蛎龙骨救逆汤

【原文】伤寒脉浮，医以火迫劫之，亡阳，必惊狂，卧起不安者，桂枝去芍药加蜀漆牡蛎龙骨救逆汤主之。(112)

【讲解】"伤寒脉浮"说明是表证；"医以火迫劫之"，即医生误用火疗治法强迫取汗；"亡阳"指汗出过多，导致心阳严重受损，耗散亡失；"必惊狂，卧起不安"，是推论，意思是说，亡阳必致惊狂，卧起不安。这是因为：阳气不足，浊阴必乘，痰浊为阴邪，痰浊上扰，易蒙心神，加上火疗惊心，心神被扰，在痰浊火惊的双重作用下，必然会出现精神上的惊、恐、狂躁不宁、坐卧不安等症状。桂枝去芍药加蜀漆牡蛎龙骨救逆汤可以主治。

该方由桂枝汤去芍药加蜀漆、牡蛎、龙骨而成。桂枝、甘草为主药，温养心阳，以救亡失之心阳，生姜、大枣调和营卫，补益中焦，以充化源，同时助桂枝、甘草温养心阳；龙骨、牡蛎重镇安神；蜀漆即常山幼苗，味辛苦而性寒，今临床以常山代替蜀漆，配牡蛎涤痰化浊，安神止狂。本方去芍药的目的，是为了避其阴寒之性，以利心阳迅速恢复。诸药合用，共奏温复心阳，镇惊安神，化痰开窍，止狂救逆之功。本证因火逆为病，故取"救逆"为方名。

56. 心阳虚引发奔豚证，桂枝加桂汤

【原文】烧针令其汗，针处被寒，核起而赤者，必发奔豚，气从少腹上冲心者，灸其核上各一壮，与桂枝加桂汤更加桂二两也。(117)

【讲解】"烧针令其汗，针处被寒，核起而赤者"，这是误用烧针引起的一种并发症，意思是说，在误用烧针强迫发汗时，针处被寒邪侵袭，使针处气血瘀滞，出现局部硬肿，进而化热化火，出现了红肿热痛；"必发奔豚，气从少腹上冲心者"，这是误用烧针引起的另一种并发症，意思是说，因误用烧针，复受寒邪，寒邪内入，扰动心阳，心阳一虚，肾水之寒乘上凌心，必然会出现奔豚之症，喻水寒之气从少腹上冲入心，犹小猪一样上下奔突。豚，即小猪；"灸其核上各一壮"意思是说治疗的第一步是先灸核上，通阳散寒；"与桂枝加桂汤，更加桂二两也"，意思是说：治疗的第二步，就要服桂枝加桂汤了。"更加桂二两"，指的是桂枝，不是肉桂，这是不争的事实。只要看一下原文的煮服法就清楚了，从煮服法中有"本云桂枝汤，今加桂满五两"字样可知，桂枝汤原方中，桂枝用三两，更加桂二两，正好满五两。如果是另加肉桂的话，就不可以说满五两了。这是对原文的理解，然而，在临床实际中，倒也不必固执用桂枝而拒用肉桂。辨证施治乃仲景不变的原则。任何病证包括变证、坏证都要"观其脉证，知犯何逆，随证治之"。故当病人出现了明显的肾阳虚证时，就要大胆地用肉桂温肾散寒，降冲逆，其效当优于桂枝。

桂枝加桂汤乃桂枝汤加重桂枝用量而成。重用桂枝与甘草配伍，辛甘化阳，能温补心阳，强壮君火，以镇下焦寒气；佐以生姜、大枣之辛甘，增强桂枝、甘草温阳效果，桂枝还能平冲降逆，即方后所注"泄奔豚气"；芍药酸寒，仲景在心阳虚诸症大多不用，而此处用之，其旨在于平缓冲气之急，并佐制桂枝辛散之性。

57. 心阳虚欲作奔豚证，茯苓桂枝甘草大枣汤

【原文】发汗后，其人脐下悸者，欲作奔豚，茯苓桂枝甘草大枣汤主之。（65）

【讲解】病人被误发汗以后，自觉脐下动悸者，是将要出现奔豚病的现象，用茯苓桂枝甘草大枣汤主治。

汗不如法，汗为心液，误伤心阳，则可见脐下悸，欲作奔豚，这是由于心阳不足，不能震慑下焦水气，下焦水气有乘虚上冲之势，虽欲上冲，但未上冲，故仅见脐下悸动，尚未奔豚，治用苓桂甘枣汤温通心阳，化气利水。方中茯苓强心利水，与桂枝相配，畅达三焦，通阳行水，遏制奔豚之将作；桂枝、甘草辛甘化阳，温养君火，心火旺则震慑下焦寒水。桂枝还能降逆平冲，既可防奔豚于未发，又可降冲气之已发。大枣补脾益气，培土制水，四药相配，共奏通阳利水，平冲降逆之功，将奔豚遏止于发作之先。

58. 痰饮病，心脾阳虚，水气上逆，苓桂术甘汤

【原文】伤寒若吐、若下后，心下逆满，气上冲胸，起则头眩，脉沉紧，发汗则动经，身为振振摇者，茯苓桂枝白术甘草汤主之。（67）

【讲解】学习本条，当与《金匮要略》中有关条文互参，如："膈间支饮，其人喘满，心下痞坚，其脉沉紧""心下有痰饮，胸胁支满，目眩""其人振振身瞤剧，必有伏饮是也""脉得诸沉，当责有水"。根据《金匮要略》中这些条文，我们就知道本条描述的证候为"痰饮病"。痰饮是怎么来的？吐、下、汗都是原因。吐、下、汗法虽然排

出的是阴液，但其所伤，首先是伤了正气，包括中阳和卫阳，阳损及阴是在伤阳之后。中阳被伤，运化失司，则水饮内生。水饮逆于心下，阻碍气机，则"心下逆满"，即心下胀满且有气向上冲逆的感觉。"气上冲胸"，为水饮上冲心胸，患者当有胸闷、气短、心悸等感觉。"起则头眩"，就是病人头晕目眩而不能起动，起动则头晕目眩加剧。这既有中焦清阳之气为水饮阻滞，不能上养头目，当患者起坐或起立时，清阳不能随体位而上升的因素，也有水饮邪气上蒙清窍的因素。"脉沉紧"，沉主在里，亦主水，紧主寒。此寒是里寒，不是表寒，若表寒则必不兼沉。以上表现，均说明体内有水寒。"发汗则动经，身为振振摇"，指误治产生变证。痰饮病是禁汗的。误发汗则"动经，身为振振摇"。"经"指经脉，"动"有损伤或影响之意，"动经"即损伤了经脉之气，动经的表现是"身为振振摇"，指身体颤抖，不能自主之意。之所以会这样，乃因吐下之后，中阳受伤，脾不散津，水津不布，经脉空虚，风木乘之。风主动，性动摇，故见身体震颤摇动。"茯苓桂枝白术甘草汤主之"。

仲景告诉后人，治疗痰饮病，就可以用苓桂术甘汤来温阳健脾化饮，正合其"病痰饮者，当以温药和之"之旨。然而，对误汗之后，出现了"动经，身为振振摇"的变证来说，历代注家有两种不同的看法：有的认为变证当用真武汤，有的认为变证也还是用苓桂术甘汤。我们认为：若其变证尚轻微，仍可用苓桂术甘汤治疗，但若变证较重的话，用苓桂术甘汤恐难胜任，而真武汤则是恰当的选择。

苓桂术甘汤方中，茯苓甘淡平，淡渗利水；桂枝辛甘温，温阳降冲，配合茯苓温阳化气，淡渗利水；白术苦甘温，与茯苓相配，健脾益气，培土以制水饮，桂甘同用，温阳化气利水，甘能补脾，燥能胜湿，淡能利水，共奏温阳健脾，利水化饮，降逆平冲之效。

真武汤方义参见 60（82）条。

59. 脾虚水停，水气阻遏太阳经腑证，桂枝去桂加苓术汤

【原文】服桂枝汤，或下之，仍头项强痛，翕翕发热，无汗，心下满微痛，小便不利者，桂枝去桂加茯苓白术汤主之。（28）

【讲解】"服桂枝汤，或下之"，是说用过了桂枝汤，又用了下法，"头项强痛，翕翕发热"疑是太阳中风证，"头项强痛"，兼"无汗"，又似太阳伤寒。"仍"字，说明桂枝汤治疗无效；"心下满微痛"，似里实证，用下法也未效，"小便不利"是本条关键，乃水邪停滞证。

为什么汗下两法对以上各种症状都没有疗效呢？

我们认为，"头项强痛，翕翕发热，无汗"，形似太阳病，实际不是太阳病，不是太阳病的理由有三：（1）条文之首并未冠以太阳病三字，亦未见伤寒等字样；（2）若是太阳表虚应当有汗，若是表实，当有恶寒，无汗又不恶寒是矛盾；（3）在治法中，明言服用桂枝汤无效。以上三条充分说明：这些症状并非外感风寒所致，无需解表。那些类似表证的证候，乃是由于水气内结，膀胱气化失常，太阳经气受阻，功能失常所致，故服桂枝汤无效；"心下满微痛"，形似里实证，实际不是里实证（里实则大便不通），故用下法无效。根据"小便不利"及方后"以小便利则

愈"，知有水气停滞。根据"服桂枝汤，或下之"，知其津液损伤。水液停滞，阻遏太阳之腑气，则小便不利。水邪阻遏太阳之经气，则可见"头项强痛，翕翕发热，无汗"；水邪上犯，凝结于心下，则心下满微痛，故本证属于水邪停滞，阻遏太阳经腑，这当然不是汗、下所能解决的问题，而必须用桂枝去桂加苓术汤主治。该方由桂枝汤去桂枝加茯苓、白术而成。茯苓、白术健脾行水，既能祛邪，使水饮从小便而出，又能扶正，使水饮不再形成，为方中主药；去桂枝的理由：经过服桂枝汤，或下之，已使津液损伤，如用桂枝辛温发散，必更伤津液；且水气已外散于太阳经脉，也不能再用桂枝之外达，再增阻经之水气。芍药和阴，与甘草为伍，辛甘合化为阴，更利于复津和营，芍药还有利小便之功（见《神农本草经》），生姜、大枣、甘草和中、健脾、调营卫，协助苓术除水饮，诸药合用，俾脾健、津复、水饮除，则诸症随之而解，故方后有"小便利则愈"。

60. 阳虚水泛证，真武汤

【原文】太阳病，发汗，汗出不解，其人仍发热，心下悸，头眩，身瞤动，振振欲擗地者，真武汤主之。（82）

【讲解】"太阳病，发汗"，太阳病当解，此指正常不虚之人而言。今汗出不解，其人仍发热，一个"仍"字，足以说明这发热就是太阳病未解的证据。如果是虚阳浮越的发热，断不会说仍发热的。为什么会汗出不解，仍发热呢？说明其人体虚，正气不足，特别是阳气不足，是不可发汗的，发汗则徒伤正气，不光于事无补，表不解而已，更会导致多种变证，因汗为心液，心液亡，心失养，则心下悸，心肾阳虚，则不能制水，水气泛滥，又可上逆凌心，亦致心下悸，水气上犯清阳则头眩，阳虚不能温煦经脉，同时因水气浸渍，故筋肉跳动，站立不稳而欲擗地。证属阳虚水泛，故治以真武汤温阳制水。

方中附子辛热，壮肾阳，补命火，使水有所主，白术苦温，燥湿健脾，使水有所制，术附同用，温运脾肾之阳，温煦经脉以除寒湿，茯苓淡渗利水，佐白术健脾，生姜辛散水气，亦可利水，共成温阳散水之剂。至于芍药之运用，作用有二，一是以芍药之柔缓和附子之刚，收刚柔相济之效；二是取其缓急舒挛，养阴护营之力。因为汗不如法，汗出过多，已有伤阴，阴需养护，附子刚烈之性，加上姜术之辛燥，极易伤阴，必须防护，内寓阴生阳长之道，故芍药也是断不可少的。

作业：

1. 心阳虚四证 54~57 条的主症有什么不同？

2. 阳虚兼水气证四方 58~61 条的病机有何不同？

第十讲

61. 脾虚气滞腹胀证，厚朴生姜半夏甘草人参汤

【原文】发汗后，腹胀满者，厚朴生姜半夏甘草人参汤主之。（66）

【讲解】"发汗后"，指误发汗后，"腹胀满"指大腹胀

满，不是胃脘胀满。为什么误汗会导致大腹胀满？因为大腹属脾，病人平素脾阳虚弱，误发汗则气随汗泄，必然伤及脾阳，以致运化失职，气滞生痰，壅聚中焦而为胀满，这种胀满属于中虚气滞胀满，虽胀满而不硬痛，即使有痛亦很轻微，与阳明胃家实之腹部胀满硬痛而拒按自是有别。故用行气健脾、消补兼施的厚朴姜夏草参汤主治。

该方中，厚朴苦温，行气燥湿，宽中泄满，生姜、半夏辛温宣开，行气散结，化痰导滞，甘草、人参益气补中，厚朴伍人参，擅消虚胀，使补而不滞，消而不损，诸药合用，共奏消补兼施，健脾行滞之效。本证以气滞为主，故重用厚朴，轻用人参，但也不必拘泥，须知厚朴少用则通阳，多用则破气（叶天士经验），用量多少，总以临床表现为据。

62. 里虚伤寒证，小建中汤

【原文】伤寒二三日，心中悸而烦者，小建中汤主之。（102）

【讲解】"伤寒二三日"，说明表证初起，未经汗下，即见"心中悸而烦"，说明患者素有阴阳两虚，气血不足，患外感后，正气抗邪于表，里气更加虚弱，心失所养则悸，神失所养则烦。此属里虚兼外感表证，根据"虚人伤寒建其中"的原则，不可先解表，必须先用小建中汤补中健脾，益气血之源，待正气充盛，烦悸自止，外邪也可能随之自退，如表邪仍未解，仍当发汗，就可以用解表之法了，以中州既建，虽发汗，阳不致亡也。

本方为桂枝汤倍芍药加饴糖而成。饴糖用量最大，有温中补虚，甘缓益元，和里缓急之功，意在"虚人伤寒建其中"；甘草、大枣助之；白芍倍用，以伐肝和脾；白芍配甘草，酸甘化阴，养阴缓急止痛；桂枝伍甘草，辛甘化阳，温养心阳，缓解悸烦；桂枝、芍药合用则调和营卫，桂枝生姜共进，既温阳暖胃，又辛散外邪，六药相协，共同建中，合成阴阳双补、寒热两调的虚劳方。方中饴糖为麦芽糖，不可用蜂蜜或蔗糖等甜物代替。方后云：呕家不可用建中汤，以甜故也。

63. 下后脾气虚寒而表证未解证，桂枝人参汤

【原文】太阳病，外证未除，而数下之，遂协热而利，利下不止，心下痞硬，表里不解者，桂枝人参汤主之。（163）

【讲解】"太阳病，外证未除"，指太阳病的发热、恶寒、头痛等症未除，"而数下之"，指医者屡用下法误治，"遂协热下利"，于是出现"协热下利"的变证，协，伴随也；热，发热；协热下利，即下利并伴有表证的发热。"利下不止，心下痞硬"，是因数下，损伤了脾胃之阳气，虚寒内生，运化失职，升降失常所致，清阳不升，故下利不止；浊阴不降，气机滞塞，故心下痞硬。"表里不解者"，是说外有表证，里有虚寒下利而不缓解。这样的证候，宜表里同治，温中解表，用桂枝人参汤主治。

该方不是桂枝汤加人参，而是由人参汤加桂枝而成。人参汤即理中汤，有温中散寒止利的功效，桂枝用于解表散寒，同时助理中汤温中焦之阳，由于此证以里虚寒为主，故理中汤四物先煮，桂枝为解表而设，故后下桂枝，以充

分发挥其辛散之功。

64. 肾阳虚而躁烦证，干姜附子汤

【原文】下之后，复发汗，昼日烦躁不得眠，夜而安静，不呕，不渴，无表证，脉沉微，身无大热者，干姜附子汤主之。(61)

【讲解】"下之后，复发汗"指误下之后，又误发汗，两误结果，素体阳虚者必致肾阳暴伤。"昼日烦躁不得眠，夜而安静"，这就是肾阳大伤，少阴阳衰阴盛的表现。肾阳虚衰，阴寒相逼，弱阳勉强与盛寒抗争，但争而不胜，则见肢体躁动不宁。有火为烦，足动（引申为手足肢体动）为躁，故此处所言"烦躁"，实际应是无热而肢体躁动的"躁烦"。由于昼为阳，夜为阴，人体阳气在昼日得天阳相助，尚能与阴邪相争，故昼日躁动不宁而不得安眠，至夜则阴气大盛，人身已虚之阳无助，无力与阴寒抗争，不争则静，故夜而安静。"不呕，不渴，无表证"，是说无少阳、阳明、太阳诸表证，"脉沉微"，沉主里，微主阳气衰，沉微脉正是肾阳衰微，阴寒内盛的反映。"身无大热"提示还没有发展到阴盛格阳，虚阳外越的程度。如果是已经达到阴盛于内，格阳于外的地步的话，则会出现"身大热"，如11条所说，"身大热，反欲得衣者，热在皮肤，寒在骨髓也"。这种情况不是干姜附子汤能胜任的，这里的"身大热"，就是指发热而已，当然是指假热了。肾阳虚而躁烦之证，用干姜附子汤主治之。

该方由四逆汤去甘草而成。方中皆大辛大热之品，煮后一次服下，意在急救肾阳于暴衰。不用甘草，是为避其

甘缓，影响急救效果。但药后阳气稍复，就该改用四逆汤辈，巩固疗效。

65. 汗下后阴阳两虚烦躁证，茯苓四逆汤

【原文】发汗，若下之，病仍不解，烦躁者，茯苓四逆汤主之。（69）

【讲解】误发汗后，如再误下，病仍然不除，又添了烦躁的症状，用茯苓四逆汤主治。本条原文过于简略，不能仅凭烦躁一症，就用茯苓四逆汤来治疗。用以方测证方法分析推测，本方是茯苓加人参四逆汤而成，故本证除了有心神不安的烦躁症状外，还当有人参四逆汤的适应证，脉证为脉沉微、恶寒、肢厥、下利清谷、口干渴等。

为什么会出现以上这些症状？因为病人被汗下双重误治后，阳气大虚，阴液大伤，阴虚则阳无所恋，虚阳浮越，则心神不安而烦躁。

茯苓四逆汤所以能治本证，是因为茯苓能宁心安神，除烦，人参补益气阴，四逆汤温肾回阳救逆，人参得姜附，补气兼以益火，姜附得茯苓，补阳兼以泻阴，诸药合用，阳长阴消，邪退正复，病自解而烦躁除。

66. 汗后阴阳两虚治法一：先复阳，甘草干姜汤；后复阴，芍药甘草汤

【原文】伤寒脉浮，自汗出，小便数，心烦，微恶寒，脚挛急，反与桂枝汤，欲攻其表，此误也。得之便厥，咽中干，烦躁，吐逆者，作甘草干姜汤与之，以复其阳。若厥愈足温者，更作芍药甘草汤与之，其脚即伸。若胃气不

和，谵语者，少与调胃承气汤。若重发汗，复加烧针者，四逆汤主之。（29）

【讲解】"伤寒脉浮，自汗出，微恶寒"，为病在表，属太阳表虚证。小便数是里阳虚弱，不能固摄津液的表现。心烦，脚挛急，是阴液不足，心神失养，筋脉失濡所致，脚挛急，即小腿肌肉拘急，伸屈不利或伴疼痛的表现。三证同在表明，本证为太阳表虚与阴阳两虚相兼，正确的治法应表里同治，扶正祛邪，温阳益阴而解表。"反与桂枝汤，欲攻其表，此误也"，是说医者不顾体内阴阳之气的不足，贸然使用桂枝汤发汗解表，这是错误的。"得之便厥"，意思是说，一旦使用了桂枝汤发汗解表，阳气必然更虚，更虚的阳气不能温养四肢，必然出现手足厥逆。厥，即厥逆，指手足逆冷。误发汗的结果，除了手足厥逆外，还可能出现"咽中干，烦躁，吐逆"的症状。咽中干，是阴液更虚，咽喉失润所致；烦躁为阴阳两虚，心神失于濡养所致；吐逆，是阳虚寒盛，阴寒犯胃，胃气上逆的表现。咽干、烦躁、吐逆三证同在，表明证属阴阳两虚。对于这种阴阳两虚证候，根据阳生阴长的道理，应该先用甘草干姜汤先复其阳，待阳回厥愈足温以后，再用芍药甘草汤复其阴。阴液复则脚伸，小腿挛急即愈。"若胃气不和，谵语者，少与调胃承气汤。""若"这是一种假设，不是必然出现。服温阳药后，有可能出现阳复太过，致使邪从燥化，转入阳明胃腑而出现"胃气不和，谵语"，可以给小剂量调胃承气汤，以泻热和胃，不可用药太过了。"若重发汗，复加烧针者，四逆汤主之。""若"，又一个假设，如果再次发汗，又加用火针强迫发汗，则可能导致阳虚更重，乃至出现四肢厥冷、恶寒蜷卧、烦躁不安、脉微细等少阴病的表现，这就应当用四逆汤回阳救逆了。

甘草干姜汤，由甘草、干姜组成。甘草甘温，益气和中，干姜辛热，温中复阳，二者辛甘合化为阳，使中焦阳气恢复。甘草用量倍于干姜，意在不使干姜过于温燥，以免损伤已不足的阴液。

芍药甘草汤由芍药、甘草组成。芍药酸寒，益阴养血，甘草甘温，缓急补虚，二者酸甘合化为阴，滋阴养血，缓解拘挛，专治阴血不足，筋脉失养所致之筋脉拘挛证。

67. 汗后阴阳两虚治法二：阴阳同补，芍药甘草附子汤

【原文】发汗，病不解，反恶寒者，虚故也。芍药甘草附子汤主之。(68)

【讲解】太阳表证，就是用发汗的方法治疗，这本是对的，恶寒应解除了。但发汗后，表虽解了，而病未解，反恶寒，一个"反"字，表示不当恶寒而恶寒，说明恶寒已不是原来的表证恶寒，而是汗后表阳受损，体表失于温煦所致。"虚故也"，意思是说，反恶寒是虚弱之故。然而虚弱是单指阳虚吗？没有阴虚吗？不对。汗为阴液，汗后，阴液受伤也是必然的，故此处的虚当指阴阳两虚，只是叙证简略而已，用以方测证的方法推测，本证还应有芍药甘草汤的证候，如小便少、筋脉拘急、脚挛急等。

芍药甘草附子汤中，芍药甘草酸甘化阴，养营补血，缓解拘挛；附子辛热，温经复阳，扶助正气。芍药、附子各显其能，甘草甘平，合营卫而调和阴阳，三药相伍，共奏阴阳双补之效，俾卫阳充而恶寒自罢，阴血复则挛急

当除。

68. 阴阳气血两虚，心脏失养证，炙甘草汤

【原文】 伤寒，脉结代，心动悸，炙甘草汤主之。
（177）

【讲解】"伤寒，脉结代，心动悸"，三个词组连用，乍看起来，是既有伤寒表证，又有脉结代，又有心动悸，实则不然。伤寒是病因，脉结代是脉象，心动悸是症状。病人素有阴阳气血不足，患伤寒后，在里的气血阴阳更虚，乃至出现脉结代，心动悸之脉证。结代脉，常共称，是脉律不整，有歇止，这是由于阴阳气血两虚，血脉不充，脉道不续所致。严格地讲，结和代又有所不同，结脉是因虚致瘀，形成阻碍，犹如绳子中间有结，血流过结受阻而不能顺利通过，必有逗留，歇止。代脉是由于气血虚衰较甚，犹如力不胜任，需要他人代替一样，所以不能自还，因而复动。因结脉和代脉都与气血虚弱有关，故合称结代。心动悸，指心悸严重到动的程度。悸动时，轻则动衣，严重时，甚至连床铺亦随之而动，这是阴阳气血两虚，心失所养所致，可用炙甘草汤主治之。

该方以炙甘草（四两）为君，补中益气，畅经脉，行气血；重用大枣（30枚），补气生津，健脾养心；重用生地（一斤），滋阴养血，逐血痹，通血脉，益气力而复心阴；人参大补元气，安神止惊悸；大枣、生地、人参三药合力，助甘草补益中焦，通行血脉，以壮气血生化之源。生姜、甘草、桂枝合用，辛甘化阳，通血脉而和血气，以振心阳；人参伍以麦冬，强心作用良好，有阴阳既济之妙；

生地得清酒有较强的养血作用，清酒还可助药力捷行于脉道；麦冬养阴润肺，主心腹气结；麻仁滋阴养液，润燥通便，破积血，通血脉；阿胶滋阴补血润燥；大队滋阴养血之品相伍，力量颇为强大，但恐阴柔滋腻太过，有碍脾胃功能，故加桂枝、生姜二味阳药，以便阳生阴长，清酒之用还有通引药滞之效。诸药共进，甘寒以养阴，辛温以助阳，阴阳气血皆得补益。滋阴养血而不凝滞，通阳行血亦不伤阴，阴阳气血既不虚，阳通脉复，于是脉结代，心动悸之证乃愈。

作业：

1. 中虚气滞腹胀用何方剂治疗？
2. 里虚伤寒的证治。
3. 协热下利证治。
4. 干姜附子汤与四逆汤有何不同？如何选用？
5. 阴阳两虚证有哪些方剂，各有何特点？

第十一讲

69. 表正误下的两种转归和结胸病，大陷胸汤

【原文】太阳病，脉浮而动数，浮则为风，数则为热，动则为痛，数则为虚，头痛发热，微盗汗出，而反恶寒者，表未解也。医反下之，动数变迟，膈内拒痛。胃中空虚，客气动膈，短气躁烦，心中懊侬，阳气内陷，心下因硬，则为结胸，大陷胸汤主之。若不结胸，但头汗出，余处无

汗，剂颈而还，小便不利，身必发黄。(134)

【讲解】太阳中风病，诊其脉"浮而动数"，风性浮越，故"浮则为风"，风为阳邪，故"数则为热"，风为阳邪，寒为阴邪，阴阳相搏则动，"动则为痛"，邪盛则正虚，故"数则为虚"，风邪上攻则"头痛"，阳邪易化热，则"发热"。"微盗汗出而反恶寒者，表未解也"，意思是说，太阳中风，应自汗，恶风，不应有盗汗之证，亦不应有恶寒之证，今既有微盗汗，又有恶寒，不该有而有，故曰反，此乃中风，稽留日久，虽然表邪不若初中之重，但表邪还是未解，表邪虽未入里，但已有内传之势。"医反下之"是说医者不察表证未罢的现状，又不晓先表后里的重要，反而用了攻下之法，因而出现了两种不同的病变转归。一是"动数变迟"，即动数的脉象，变得稍微缓慢了，这里的迟不是迟脉。"膈内拒痛"，是说下陷的邪热与膈内的水气相拒而疼痛，"胃中空虚"是说胃中被攻下而空虚，"客气动膈"，客气，指邪气，因胃中空虚，故邪气无阻挡，长驱直入径至动膈。膈上有心肺，膈下有肝肾，正常情况之下，肝升肺降，水升火降，今因邪气动膈，故影响了气机升降，故使呼吸不畅，水火不交，故而"短气躁烦""心中懊恼"，懊恼指心中烦躁，不可名状。"阳气内陷"，这里的阳气，指热邪，阳气内陷即热邪内陷，心下指胃，热邪与胃中水湿相凝结，故心下硬满而痛，这就是结胸，用大陷胸汤主治。第二种变证，不是结胸，而是邪热内陷于脾，邪热与脾湿相并，上蒸于头，故"但头汗出，余处无汗，剂颈而还"，剂，通齐，"剂颈而还"，谓汗出到颈部就止住了。若"小便不利"，则湿热无去路，郁于内而熏于外，故"身必发黄"。

大陷胸汤，药仅三味。其中大黄与甘遂均系苦寒峻下之品，甘遂尤擅泄水逐饮破结，大黄长于荡涤邪热，芒硝泻热软坚散结。三药合用，共奏泻热逐水破结之效。药虽三味，但力专效宏，堪称泻热逐水破结之峻剂。因其泻下之力峻猛，稍过则易伤正，故仲景在方后注曰："得快利，止后服"。

另外，本方的煎煮法也有讲究，必须先煮大黄，去掉药渣，纳入芒硝，上火煮一两开，最后入甘遂末。因芒硝易溶于水，不需多煮，甘遂泻下的有效成分不溶于水，需要以末冲服，才能发挥疗效，所以只能先煮大黄。

70. 大结胸汤证的性质与脉证

【原文】伤寒六七日，结胸热实，脉沉而紧，心下痛，按之石硬者，大陷胸汤主之。(135)

【讲解】伤寒六七日，病可自愈，但未愈，未经误下，但伤寒之邪热内传入胃与水相结，郁于胸（实指胃）中变为实热，又诊见脉沉而紧，沉为在里，紧则为痛为实，"心下痛，按之不硬者"说明热实很重，故非他药所能攻，必以大陷胸汤主之。按紧脉，常为阴寒之脉，但在此处，结合症状理法和方药可测知，必不是阴寒证之脉，而是痛证、实证之脉。

71. 大陷胸汤证和大柴胡汤证的鉴别

【原文】伤寒十余日，热结在里，复往来寒热者，与大柴胡汤；但结胸无大热者，此为水结在胸胁也，但头微汗

出者，大陷胸汤主之。（136）

【讲解】"伤寒十余日"未解，病程可谓长矣，"热结在里"，说明太阳热邪已传阳明，热与水结而成实，又见往来寒热的少阳证，则治以大柴胡汤和解少阳，兼攻里实。"但结胸无大热者"，不是说结胸病无大热，而是说，结胸病，且身无大热，结胸病，当有心下硬满疼痛的结胸证，并且身热不甚，"此为水结在胸胁也"，水结，不是单纯的水，而是水与热结于胸胁。"但头微汗出者"，指水热结于胸胁，既不能外达，又不能下泄，熏蒸于上故只有头汗出，"但"字不是转折词，是只、仅之意。证属水热互结，故必须用大陷胸汤主治。二者病位不同，一在胸胁，一在胃肠。

72. 大结胸证与阳明腑实证的鉴别

【原文】太阳病，重发汗而复下之，不大便五六日，舌上燥而渴，日晡所小有潮热，从心下至少腹硬满而痛不可近者，大陷胸汤主之。（137）

【讲解】太阳病，被误发汗后，又遭攻下，津液一伤再伤，肠道失滋，故不大便，五六日后，津液更少，无津上滋于舌，故而"舌上燥而口渴""日晡所小有潮热"，日晡，指下午 3～5 时，所，约略之词，有前后、左右之意。小有潮热，是因实热在里，热来有如潮水之定时发作，小，说明邪气并不严重，发热较轻。以上症状似与阳明腑实证同，但阳明腑实证燥屎内结是腹痛绕脐，而本证是"从心下至少腹硬满而痛不可近"，这是因水热相结，胃肠均阻塞不通，范围较广，与阳明腑实证明显不同。水热互结于胃肠，疼痛范围大，名曰大结胸，治以大陷胸汤。

73. 热实结胸位置偏上证，大陷胸丸

【原文】结胸者，项亦强，如柔痉状，下之则和，宜大陷胸丸。（131）

【讲解】"结胸者"，言具有心下硬满疼痛主证的结胸病证，"项亦强"，又有项强的表现，"如柔痉状"，是说颈项像柔痉拘紧。柔痉，是痉病的一种，是有汗的痉病，无汗的痉病叫刚痉。既言如柔痉状，就表示不是柔痉病，说明它不是太阳经脉受邪的柔痉病，而是水热互结于胸膈，导致项部经脉受阻，津液不布，经脉失养而出现的拘紧，其表现类似于柔痉而已。水热向上向外蒸腾，故见汗出，所以说"如柔痉状"。"下之则和，宜大陷胸丸"，这是倒装句式，是说用大陷胸丸下之则和。为什么说下之则和？因为水热结于胸胁，只要水热之结一去，胸部硬满消除，项强也就随之而愈，故曰下之则和。和，即痊愈。

大陷胸丸由大陷胸汤（大黄、芒硝、甘遂）加葶苈子、杏仁、白蜜组成。热结之水，得芒硝而解。葶苈、甘遂逐水饮，随大黄而下行。因本病邪结在胸，胸为肺位，病位偏上，肺气不得舒展，故加杏仁以宣利肺气，加葶苈子泻肺利水，并佐甘遂破结饮而泻下，恐硝、黄等药下行过速，故又缓以白蜜之甘，既有扶正之功，又使药力缓行，不致一掠而过，有利于去除上部之邪，又为丸煮服，亦使药力缓行，均体现了峻药缓攻之法，祛邪而不伤正。盖水热相结，非峻药不能逐饮破结，邪居高位，非缓剂不能驱在上之邪，尤在泾说："治上者制宜缓，治下者制宜急"就是这个意思吧，大陷胸丸，变汤为丸，每次仅 2 丸，煮而连渣

服之，以荡涤之体，为缓和之用，故既能任破坚荡实之职，又能尽峻药缓攻之妙。

74. 小结胸病，小陷胸汤

【原文】小结胸病，正在心下，按之则痛，脉浮滑者，小陷胸汤主之。（138）

【讲解】小结胸病的症状是："正在心下，按之则痛"，提示本病病变部位局限于心下，病势和缓，按之则痛，即不按则无显著疼痛。小结胸病的脉象是"浮滑"，浮则轻按即得，滑主痰亦主热，提示小结胸的主要病机是痰热互结。由于病位局限且病势较缓，故称其为"小结胸"。治用小陷胸汤化痰开结。再说"脉浮滑"，主要是滑，浮是热所致，滑主热主里，亦主痰，里热既盛，鼓动气血，乃至轻手可触而呈浮象，此浮乃水热互结的蓄水证之浮，此浮脉必按之滑数有力，而不是表证之浮的举之有余，按之不足，如水漂木。浮非表脉，在《伤寒论》中还有第（71）条、第（223）条、第（6）条，提示浮为风热邪盛，第（115）条亦提示脉因热而浮，不可动火等，都有类似意思。在《伤寒论》中，浮脉还有主虚、主痞、主病在上焦、主少阳等条文，故浮脉主症，应和临床症状紧密联系，绝不能把脉和证割裂开来。仲景所言之脉，不仅主病，还可指病机，还可代表一群症状，其关键在于脉，不仅要与临床证候紧密联系，还须与其出现的部位紧密联系等。本条中则既和症状联系，又和病机联系，又和其兼脉相联系。只有这样，才能避免失误，才能辨证精当，治疗正确有效。

小陷胸汤方中，黄连苦寒，泻心下热结；半夏辛温，化心下痰饮；瓜蒌实甘寒滑利，既助黄连清热泻火，又助半夏化痰开结，同时还有润肠导下的作用，使痰热从大便而出，而且有活血化瘀，通痹止痛的作用。三药合用，共奏辛开苦降，清热化痰开结之效。本方药性和缓，故取名小陷胸汤，以区别于药性峻猛的大陷胸汤。

75. 寒实结胸证，三物小白散

【原文】寒实结胸，无热证者，与三物小白散。（141下）

【讲解】以前学过热实结胸，其病变性质是阳热实证，病机是热与水结，本条是寒实结胸，病变性质是阴寒实证，病机是寒与痰水相结。两者都具有结胸的特征，见心下硬满而痛，或心下胁腹皆痛，"无热证者"，这是鉴别热实结胸和寒实结胸的关键。寒实结胸无热证，即无发热、烦躁、渴饮、面赤、脉数、苔黄燥等热象。以方测证，寒实结胸还可能有咳喘等症，"治以三物小白散"。该方由三味白色的药物组成，故称三物白散，因其剂量小，又称三物小白散。其中巴豆辛热，攻逐寒水，泻下冷结，作用峻猛，仅用一分，作主药；贝母化痰开结，用三分；桔梗三分，开提肺气，既可散结化痰，又可载药上行，使药力作用于上部。三药合用，可将寒水痰饮一举排出体外。因其药性较猛，故用白饮（米汤）和服，既便于散剂的吞服，又能佐制巴豆的毒性。服药后反应的处理：病在膈上的，可能会呕吐；病在膈下者，可能会下利。不利者，进热粥一杯，以增辛热之性，下利太过者，进冷粥一杯，抑制辛热之性。进粥无论冷热，均体现了保胃气的原则。

本条文原为"寒实结胸，无热证者，与三物小陷胸汤，白散亦可服。"据《金匮玉函经》《千金翼方》所载，均无"陷胸汤"及"亦可服"六字，故校正如上。

作业：

1. 大、小陷胸汤证在病性、病位、病势方面有何异同？

2. 大陷胸汤证与大陷胸丸证有何异同？在药物组成上有何不同？

3. 热实结胸与寒实结胸的异同点？

第十二讲

76. 热痞证，大黄黄连泻心汤

【原文】心下痞，按之濡，其脉关上浮者，大黄黄连泻心汤主之。(154)

【讲解】心下，即胃脘部。心下痞者，胃痞也。痞者，塞也，是病人自觉堵塞胀满不通的自觉症状。"按之濡"，"濡"通"软"，即按下去柔软，不硬也不痛，说明不是痰水实邪的凝结，而仅是气机痞塞而已。"其脉关上浮"，关上脉主候中焦病症，浮主阳热有余（解释见小陷胸汤），这样的脉证，提示是无形热邪干扰了中焦的气机。治当泄热以消痞，理当用大黄黄连泻心汤主治。既然心下痞是胃热气滞所致，治当泄热以消痞，为什么不说泻胃而曰泻心？王又原这样认为："不曰泻胃，而曰泻心，恐混以苦寒伤其胃阳，又误为传入阳明，以治阳明之法治之也。"

大黄黄连泻心汤中，大黄苦寒，泻热、和胃、开结，又有推陈致新之力，黄连苦寒，清心胃之火，两药合用，共奏清热消痞之功。但是大黄、黄连苦寒，气味俱厚，如果水煮取液，则药力走胃肠而泻下。本病病在中焦，属无形邪热痞塞心下，因此不可直下肠胃。所以在服法上用麻沸汤（即开水）浸泡二药少顷，绞汁而服，意在取其寒凉之气，以清中焦无形之热，薄其苦泄之味，以防直下肠胃，取其气而减其味，此法亦称"浊药轻投法"。

77. 热痞兼表的治则

【原文】伤寒大下后，复发汗，心下痞，恶寒者，表未解也，不可攻痞，当先解表，表解乃可攻痞。解表宜桂枝汤，攻痞宜大黄黄连泻心汤。(164)

【讲解】伤寒表证，里无实而误下之，下后又误汗，致邪气入里化热，壅塞于中焦，致使中焦气机痞塞，塞而不通，形成心下痞。如果有恶寒表现的，说明表未解，这时表里同病而里证属实，治宜遵守先表后里的原则。不可先攻痞，若先攻痞，必致表邪内陷而产生变证，当先解表，待表解后方可攻痞。先解表，宜用桂枝汤，后攻痞，宜用大黄黄连泻心汤。

78. 热痞兼阳虚证，附子泻心汤

【原文】心下痞，而复恶寒汗出者，附子泻心汤主之。(155)

【讲解】"心下痞"，为邪热壅滞于胃，恶寒，乃肾阳

不足，不能固护于外，肌表失温所致，阳不摄阴则汗出。这种阳虚的恶寒汗出，不伴发热、头疼、身痛、脉浮等表证，与表证恶寒汗出不同。本证虚实并见，寒热错杂，热邪痞结于中焦，非三黄不除，但若纯用三黄泄热消痞，则伤其阳气而恶寒益甚，阳虚的恶寒汗出，非附子莫治，但若单用附子温经扶阳，则痞热更增，故该寒热并用，邪正兼顾，主以附子泻心汤。其中三黄以泻热，附子以扶阳。为了更好地发挥各自功效，采用的给药方法异于一般，大黄、黄芩、黄连用麻沸汤渍须臾，取其轻扬之气，以泄胃中之痞热，附子别煮浓汁，取其辛温醇厚之性，以扶阳固表。恰如尤在泾所云："寒热异其气，生熟异其性，药虽同行，而功则各奏，乃先圣之妙用也。"

79. 邪热内陷中虚气滞痞，半夏泻心汤

【原文】伤寒五六日，呕而发热者，柴胡汤证具，而以他药下之，柴胡证仍在者，复与柴胡汤。此虽已下之，不为逆，必蒸蒸而振，却发热汗出而解。若心下满而硬痛者，此为结胸也，大陷胸汤主之。但满而不痛者，此为痞，柴胡不中与之，宜半夏泻心汤。（149）

【讲解】伤寒五六日未愈，见到呕而发热的，提示具备柴胡汤证，医者不察，不予柴胡汤，而以别的方药攻下，攻下后，柴胡汤证仍然存在，再予柴胡汤。这样，虽已下了，但没有酿成大的错误，柴胡证仍在，有是证便用是方，复予柴胡汤，必出现"蒸蒸而振，却发热汗出而解"。蒸蒸，盛也；振者，动也，战也；蒸蒸而振，身体剧烈振动的样子，形容寒战程度较重，这是战汗前的表现。误下虽

然损伤了正气，所幸伤得不重，表现为柴胡证还在，有发热表现，提示正气还有能力与邪气抗争，用了柴胡汤，柴胡汤的参、草、枣有扶正之功，正气得助，抗邪能力增强，故能获战汗而解之效。这是误下后的一种状况。另一种状况是，少阳病被误下后，邪热陷于胸膈，和水饮相结，形成了大结胸证，于是出现了心下满而硬痛，当用大陷胸汤泻热逐水破结。还有一种状况是，少阳病，误下后，出现了"但满而不痛"的心下痞，于是柴胡汤不中用了。"不中"即"不可"，为楚地方言。宜用半夏泻心汤治疗。

半夏泻心汤方，由半夏半斤，黄芩、干姜、人参、炙甘草各三两，黄连一两，大枣十二枚组成。方中，半夏辛温，化痰和胃，降逆消痞；干姜温中暖脾除寒气，且与半夏配伍，有辛开散结之功；黄芩、黄连苦寒，清热降逆而和胃，并有苦降泄满之效；参、枣、草补益中焦，调和脾胃之升降，中焦气机调畅，痞塞自消。

关于煮服法，要求"煮后去渣再煎"，也就是煮后去掉药渣，把药液再加热浓缩至一半左右，这样做的目的，为取得更好的调和作用。调寒热，调虚实，主要在于药物的选择，而不在于液量多少，液量多质稀，较易分散而不利调和，液量少质浓，则较易聚合而利于调和，善于斡旋者，一人而已，不善者，再多无益。故凡调和类方药，均宜将药液浓缩后服用。

80. 胃虚热壅，水饮食滞痞，生姜泻心汤

【原文】伤寒汗出解之后，胃中不和，心下痞硬，干噫食臭，胁下有水气，腹中雷鸣，下利者，生姜泻心汤主之。

（157）

【讲解】 伤寒汗出表解之后，"胃中不和，心下痞硬"，是中气不足，斡旋失司，枢机不利，气机痞塞的表现；"干噫食臭"，即嗳气有饮食的气味或嗳气有饮食的酸馊腐败气味，为饮食停滞，胃热气逆的特征。"胁下有水气"，从病机说，本证属于中气虚，又有水邪的干扰，从临床看，腹部肠鸣辘辘，是水邪下浸肠道导致，"腹中雷鸣下利"，是脾寒不运，水饮不化，脾气不升所致。证属中气虚，复受水邪干扰而成心下痞，腹中雷鸣即肠鸣音亢进。生姜泻心汤和胃降逆，散水消痞。

生姜泻心汤由半夏泻心汤减二两干姜，加四两生姜而成。二方组方原则相同，均属辛开苦降甘调之法。生姜泻心汤因胃中不和有水气，故本方重用生姜为君，生姜辛温，气薄，功偏宣散，能开胃气、辟秽浊、散水气。干姜辛热，功兼内守。生姜走而不守，干姜守而不走，二者相伍，散中有收，既能宣散水气，又能温补中州。生姜、半夏、黄芩、黄连合用，辛开苦降以和胃气；干姜、人参、大枣、甘草合用，扶中温脾以补中虚。脾升胃降，斡旋复常，其痞自消。

81. 胃气重虚痞利俱重痞，甘草泻心汤

【原文】 伤寒中风，医反下之，其人下利日数十行，谷不化，腹中雷鸣，心下痞硬而满，干呕心烦不得安。医见心下痞，谓病不尽，复下之，其痞益甚。此非结热，但以胃中虚，客气上逆，故使硬也，甘草泻心汤主之。（158）

【讲解】 或伤寒，或中风，都是不当用下法的表证，医

生反而用了下法，致使病人下利，每日达数十次之多，大便中夹有不消化的食物（即谷不化），腹中肠鸣音亢进，响声如雷（夸张），心下痞满而硬，干呕心烦不得安。造成这些症状的原因，乃因误下后，邪热内陷，中焦受损虚弱，运化失职，斡旋不力，脾胃升降功能失调，水谷在胃中停留时间太短，腐熟不足，故谷不化，胃热不降，脾寒不升，气滞于中则痞硬而满，脾胃气虚则肠鸣报警（中气不足，肠为之苦鸣也）。中虚气逆扰胃则干呕，气逆扰心则心烦不得安。医者不知此中虚不运，斡旋失职，上下水火不交之理，只见心下痞，就说是邪热未尽，再次误下之，则虚者更虚，上者更上，下者更下，乃至心下痞更重。这其实不是有形的邪热相结，只是因为胃中空虚，正虚不运，外来的邪气乘虚而入，故使痞益甚，心下益硬矣。客气，即外来之邪气，正所谓"正气存内，邪不可干，邪之所凑，其气必虚"也。因为是一误（下）再误（下），胃气重虚，热壅气滞，故以苦泄辛开，益胃缓中的甘草泻心汤主治。

《伤寒论》中甘草泻心汤组成为：甘草四两（炙），黄芩三两，干姜三两，半夏半斤（洗），大枣十二枚（擘），黄连一两。方中无人参，但据《千金翼方》《外台秘要》《金匮要略》等书中所载，本方皆有人参，加上本证脾虚下利严重的病情，以有人参为是。

甘草泻心汤即半夏泻心汤加炙甘草至四两而成，炙甘草温中补脾，故重用以为君，臣以人参、大枣，助甘草益气补中，佐以半夏降逆和胃止呕，黄芩、黄连苦寒，清胃中邪热。干姜与人参、甘草同用，温脾散寒而益气，诸药相合，正气得补，胃热得清，脾寒得温，脾胃升降之机恢复，中焦枢机运转，诸证悉除。

82. 胃虚痰阻痞，旋覆代赭汤

【原文】伤寒发汗，若吐若下，解后心下痞硬，噫气不除者，旋覆代赭汤主之。(161)

【讲解】伤寒表证，经误汗，或误吐，或误下后，表证虽然解除了，但又出现了心下痞硬，噫气不除的症状。其中"心下痞硬"，乃因脾胃之气被汗吐下所伤，以致运化失常，内生痰浊，阻滞中焦，脾胃之气壅滞的表现。"噫气不除"有两层意思，一是指噫气频作，久不缓解，二是指虽然噫气频频，但心下痞硬的症状未能缓解。这样的病因病机病状，用旋覆代赭汤主治。

旋覆代赭汤方中，旋覆花消痰下气散结；代赭石重镇降逆；半夏、生姜除痰消饮、和胃降逆；人参、大枣、甘草益气和中，共成除痰消痞，和胃降逆之功。

83. 固脱涩肠止利法，赤石脂禹余粮汤

【原文】伤寒服汤药，下利不止，心下痞硬。服泻心汤已，复以他药下之，利不止，医以理中与之，利益甚。理中者，理中焦，此利在下焦，赤石脂禹余粮汤主之。复不止者，当利其小便。(159)

【讲解】患者伤寒，服汤药，指医者误用下法，使患者服了有泻下作用的汤药，遂致"下利不止，心下痞硬"。接着，医者予泻心汤，一剂以后，不是痞病痊愈，如果是痞病已，就不会复以他药下之。下利不止，心下痞硬，用泻心汤，本来是对的，但求胜心切，未待结果出，又以他药

攻下，利更不止。经过一下再下，病邪已越过中焦，进入下焦了，但医者未识，以为病属中焦虚寒，而予理中汤，当然不会有效，反因误治，下利益甚。按说"理中汤"系理中焦的专方，如系中焦虚寒，一定有效。而此利已在下焦，已出现滑脱不禁了，还用理中汤，是无的放矢，怎么会有效呢？下焦之利，就用涩肠固脱止利的赤石脂禹余粮汤治疗。然而下焦之利，不单一种，还有另一种情况，仲景作了预后判断说明：用了赤石脂禹余粮汤，若有利仍不止的情况，就要用利小便而实大便的方法治疗。

本案告诉我们两点，一是下焦滑脱不禁的下利，当用赤石脂禹余粮汤主治，二是临床诊疗疾病一定要辨证精当，既要看病性，也要看病期、病位，有的放矢，辨证治疗，才是正确的方法。痢利病如属中虚热结，用泻心汤类方剂治疗；如属中焦虚寒，就用理中汤治疗；如属下焦滑脱，就用赤石脂禹余粮汤治疗；如属泌别失职，就要用分利小便法，利前阴而止后阴。

赤石脂禹余粮汤，药仅两味：赤石脂甘酸，性温而涩，禹余粮甘涩而平，二药相伍，涩肠固脱而止利。

84. 胆热下利，黄芩汤；胆热下利兼呕，黄芩加半夏生姜汤

【原文】 太阳与少阳合病，自下利者，与黄芩汤；若呕者，黄芩加半夏生姜汤主之。（172）

【讲解】 本条经文虽言太阳与少阳合病，但条文中并没有提到太阳证的临床表现，方中也没有治疗太阳病的药物，所论乃是少阳胆热迫于胃肠，出现下利或呕吐的证候。自

下利，是由于少阳火郁不伸，内迫阳明大肠所致。少阳邪热下迫，疏泄不利，气机不畅，其下利还当有肛门灼热，腹痛，甚或里急后重等；而少阳之邪不解，则口苦、咽干、脉弦等症亦当可见。治用黄芩汤清少阳胆热，坚阴止利。若少阳胆热犯胃，胃气上逆则见呕吐，则用黄芩加半夏生姜汤，清热止利，兼以和胃降逆止呕。

黄芩汤由黄芩、芍药、甘草、大枣组成。黄芩苦寒，清解少阳及内犯肠胃之邪热，芍药酸寒，泄热敛阴和营，平肝和胃，缓急止痛，甘草、大枣益气和中。四药相协，共奏清热止利之功。若呕者，在黄芩汤中加入半夏、生姜，即成黄芩加半夏生姜汤，可以清热止利，兼以和胃降逆止呕。本方是治疗热利的基础方。《医方集解》称其为"万世治痢之祖方"。后世许多治痢各方如黄芩芍药汤、芍药汤等，都是从本方化裁而来的。

85. 上热下寒腹痛欲呕吐证，黄连汤

【原文】伤寒胸中有热，胃中有邪气，腹中痛，欲呕吐者，黄连汤主之。（173）

【讲解】"胸中"和"胃中"当是部位概念。上下联系看，腹中痛，是指肠寒，实指脾寒，欲呕吐则指胃。胃在肠（脾）之上，故"胸中"实是"胃中"，而条文中的"胃中"，实是肠（脾），胸中有热，实是胃中有热，胃中有邪气，实是肠中有寒气。腹中痛的病机，是由寒邪在下，寒气犯脾，寒凝气滞所致；欲呕吐的病机则是：邪热居于上部胸膈胃脘，影响胃之和降。热与寒分居上下，热者自热，寒者自寒，阴阳寒热上下不相交通。治以黄

连汤。

　　黄连汤由黄连、炙甘草、干姜、桂枝、人参、半夏、大枣组成。黄连苦寒，以清胃热；干姜辛热，以温脾寒；半夏降逆和胃，以止呕吐；桂枝辛温，通阳散寒，交通上下寒热阴阳；人参、炙甘草、大枣益胃健脾和中。诸药相伍，使胃热得清，脾寒得温，脾胃气和，升降协调，故腹痛，呕吐诸症悉除。

　　作业：

　　1. 热痞证主要有哪些？两者有何异同？

　　2. 寒热错杂痞证主要有哪些？

　　3. 黄连汤与三泻心汤（半夏泻心汤、生姜泻心汤、甘草泻心汤）都是寒热错杂上热下寒之证，病机有何不同？

二、
阳明病(第十三到十五讲)

第十三讲

86. 阳明病提纲

【原文】阳明之为病，胃家实是也。(180)

【讲解】阳明之所以生病，是由于胃家实。胃家实是病因病机。为什么阳明病提纲不用主要脉证，而用病因病机呢？柯韵伯说："阳明为传化之腑，当更实更虚，食入胃实而肠虚，食下肠实而胃虚，若但实不虚，斯为阳明之病根矣。胃实不是阳明病，而阳明之为病，悉从胃实上得来，故以胃家实为阳明一经之总纲也。"阳明病有无形之热和有形之结的区别，脉证截然不同，故不能以脉证作提纲，而以其共同的病机为提纲是理所当然。

"胃家"，不专指胃腑，是泛指胃肠而言。其理由：《灵枢·本经》说："大肠小肠皆属于胃，是足阳明也。"《伤寒论》原文中有"胃中有燥屎"之语，也说明"胃"字含肠在内。又因胃与大肠之间有小肠相联系，故后世医家普遍认为："胃家"包括了足阳明胃、手阳明大肠和手太阳小肠在内，泛指胃肠系统。"实"，是指病邪的性质。《素问·通评虚实论》中有"邪气盛则实"的说法。阳明病无形热邪内炽，胃热弥漫的阳明热证，为邪气盛，属实，阳明病有形燥热内结，腑气不畅的阳明实证，为邪气盛，也属实。正如《伤寒论本旨》所说："胃家实，统阳明经腑而言也。"实者，受邪之谓。故"实"字概括了以上两种情况。

87. 阳明病脉证，误治变证，热扰胸膈证

【原文】阳明病，脉浮而紧，咽燥口苦，腹满而喘，发热汗出，不恶寒反恶热，身重。若发汗则躁，心愦愦反谵语；若加温针，必怵惕烦躁不得眠；若下之，则胃中空虚，客气动膈，心中懊忱，舌上苔者，栀子豉汤主之。（221）

【讲解】阳明病的脉证为：脉浮而紧，浮主阳明热盛，紧主邪气盛。咽燥为胃热循经上冲，灼伤津液所致，口苦为胃火上炎的表现。腹满而喘：热壅于里，气机壅滞则腹满，阳明气机壅滞，迫使肺气不得肃降则喘。发热汗出，不恶寒反恶热，是阳明热盛，逼迫津液外泄的表现；身重为阳热充斥经脉，气机不畅的表现。以上脉证中，脉浮而紧有似太阳伤寒表证，但后面没有伤寒表证症状，反而有不恶寒，反恶热，足以说明不是太阳伤寒表证；咽干口苦有似少阳病，但其他脉证不支持；而阳明燥热盛于少阳，亦可见到口苦咽干，至于腹满而喘，汗出身重等，如果兼有便秘潮热等症，自属阳明腑实，但本证不伴有这些症状，就排除阳明有形邪实了。纵观全部脉证，不难看出，既非太阳，亦非少阳，也不是阳明有形之实，而是阳明无形之

热炽盛。所以汗、下、温针诸法皆不可用。若误用汗法，则夺液伤津，津液更伤，邪热更炽而致胃燥成实，增加烦躁、心愦愦（心中烦乱不安）、谵语等证。若误用温针，以火助火，火热内犯神明，更见怵惕（恐惧的样子）不安，烦躁不得眠等症。若误用下法，因腑实未成，必徒伤无辜，使胃中空虚。客气，指邪热。客气动膈，指无形邪热反而得以乘虚伤犯胸膈，"动"即伤犯之意，邪热烦扰，则见心中懊恼不适，从而形成热扰胸膈证。舌苔薄腻微黄，或黄白相间等症，误下变证较误汗、误温针为轻，所以治以栀子豉汤，清宣郁热。

热郁胸膈证在太阳病篇出现过，那是因太阳病汗、吐、下后，表邪乘机内陷胸膈，邪气化热，蕴郁心胸。本篇又出现热郁胸膈证，是阳明热证误下，余热留扰胸膈。两者邪气来路不同，但临床表现无异。宜将两篇内容联系起来学习。治法方义等均见前46条。

88. 阳明病下之过早，热扰胸膈的栀豉汤证

【原文】阳明病，下之，其外有热，手足温，不结胸，心中懊恼，饥不能食，但头汗出者，栀子豉汤主之。（228）

【讲解】阳明病燥屎内结，非用攻下不可，下后，燥屎去，邪热泄，则病可愈。如果腑实未成，误用攻下，可导致邪热内陷，发生热扰胸膈的证候。本条即是误下而致热扰胸膈的辨证治疗。外有热，表明证情属热；手足温，表明热势不甚；不结胸，指无心下硬满疼痛，排除了有形实邪，而是无形邪热扰于胸膈，故心中懊恼，下后胃中空虚，

故饥，饥不能食是一种嘈杂烦饿的感觉，胃有热则消谷善饥，但此为邪热，不能化谷，并非胃阳亢盛，因而饥不欲食，但头汗出，系郁热上蒸所致。治宜清宣胸膈郁热，方用栀子豉汤，方义详见46条。

89. 阳明表里俱热证，白虎汤

【原文】伤寒，脉浮滑，此以表有热，里有寒，白虎汤主之。（176）

【讲解】本条指出白虎汤证的脉象是浮滑，滑为里热，浮为热盛于外，因此为表里俱热。接下来说"表有热里有寒"，与白虎汤的性质不符，里有寒是绝对不可用白虎汤的。据桂林古本《伤寒杂病论》：本条为"里有热，表无寒"，"里有热"是白虎汤的适应证，"表无寒"则提示白虎汤的使用禁忌证。因此认为，应当按照桂林古本予以修改为是。

病由里热内盛，充斥内外，故以辛寒清热保津的白虎汤主治之。

白虎汤的四味药中，石膏辛寒，解肌清热；知母苦润，清火滋燥；甘草、粳米，甘缓养胃，益气和中，并能防止大寒损伤脾胃，共成辛寒清热保津之重剂。本方清热效果显著，犹如"虎啸风生，金飙退热"，加上主药石膏是白色，故形象化地比喻，取方名为"白虎汤"。

90. 三阳合病和阳明热盛的证治

【原文】三阳合病，腹满身重，难以转侧，口不仁面垢，谵语遗尿。发汗则谵语，下之则额上生汗，手足逆冷。

若自汗出者，白虎汤主之。（219）

【讲解】三阳合病，是说太阳、阳明、少阳三阳经同时发病。但以原文所描述的临床症状来看，是以阳明热盛为主。腹满，为阳明邪热壅滞气机，腹部气机不利所致，身重难以转侧，是邪气弥漫三阳，三阳经气不利的结果。口不仁，即口中麻木，食不知味，面垢指面色不泽，如蒙尘垢等，是因为阳明经脉绕口，过面部，阳明之热循经上熏所致。谵语是由于阳明经别上通于心，胃热循经上扰心神，使心主神志和心主言的功能失常所致。遗尿是热盛神昏，膀胱失约所致。三阳合病，禁用汗下二法。若误用汗法，会更伤津液，使胃家燥热益盛，谵语更重。若误用下法，由于里未成实，势必伤伐无辜，使阴液竭于下，阳气无有依附而脱于上，故见额上汗出如油珠，手足厥冷之里证。自汗出是阳明热盛，迫津外泄的表现。虽说是三阳合病，但以阳明热盛为主，因此治以白虎汤辛寒清热。

91. 阳明胃热弥漫，津气两伤证，白虎加人参汤

【原文】服桂枝汤，大汗出后，大烦渴不解，脉洪大者，白虎加人参汤主之。（26）

【原文】伤寒若吐若下后，七八日不解，热结在里，表里俱热，时时恶风，大渴，舌上干燥而烦，欲饮水数升者，白虎加人参汤主之。（168）

【原文】伤寒，无大热，口燥渴，心烦，背微恶寒者，白虎加人参汤主之。（169）

【原文】伤寒脉浮，发热无汗，其表不解，不可与白虎汤。渴欲饮水，无表证者，白虎加人参汤主之。（170）

【原文】若渴欲饮水，口干舌燥者，白虎加人参汤主之。（222）

【讲解】以上五条都是说白虎加人参汤的适应证。每条都提到口渴，那是因为里热伤津，津伤则引水自救，故见口渴。

（26）条有"大汗出"，乃是里热逼迫津液外泄所致。"脉洪大"，是里热炽盛，鼓动气血所致。但洪大脉有来盛去衰的特点，来盛提示里热邪气盛，去衰提示人体的津液和正气已经有所耗伤。

（168）条的"热结在里，表里俱热"的病机是：阳明胃热炽盛，里热外蒸，邪热弥漫周身，充斥内外所致。"时时恶风"则是由于阳明里热太甚，汗出肌疏，汗孔开张，不胜风寒所致；同时也有大热耗气，气不固表的因素。这里既非太阳表寒，亦非少阴里虚。"舌上干燥而烦，欲饮水数升"，乃因大热伤津耗液较剧，口舌失润而口舌干燥，大饮以自救，热邪扰心则烦。

（169）条云"无大热"，当指表无大热。因里热盛，逼津外泄，汗出太多，使体表之热得以宣散，扪其肌肤，反而觉得无大热，但从接下来说的"口燥渴心烦"，可知里热殊甚。"背微恶寒"的机理与上条"时时恶风"的机理一致。

（170）条，一是讲白虎汤的禁忌证，即表未解不可与之。二是讲白虎加人参汤的适应证，必须无表证，其适应证虽未详说，但从前几条知，必有渴欲饮水，再加上无表证。

（222）条，"渴欲饮水"，因热盛伤津，故饮水自救，

"口干舌燥"，因津液耗伤，口舌失润。

五条经文互相补充，完善了白虎加人参汤的证、治、病因病机。伤寒汗吐下后，邪入阳明或伤寒邪气自传阳明，出现了身大热、汗大出、口大渴、脉洪大的四大症状，治用白虎加人参汤以清热、益气、生津。方中，白虎汤清阳明气分之热，人参益气生津。

92. 阳明津伤水热互结证，猪苓汤

【原文】若脉浮发热，渴欲饮水，小便不利者，猪苓汤主之。（223）

【讲解】"脉浮"既可主表，亦可主热。此处的"脉浮发热"，不是表邪未尽，而是阳明余热尚存，为气分热。"渴欲饮水"，主要是热盛伤津，津液不足，还和热与水结，津液不化有关。"小便不利"，为水热结于下焦，气化不利所致。治宜清热利水育阴，主以猪苓汤。由猪苓、茯苓、泽泻、阿胶、滑石组成。猪苓、茯苓、泽泻，淡渗以利水；滑石甘寒，通窍利水，导热下行；阿胶为血肉有情之品，甘平育阴润燥，滋养其阴，共成清热利水育阴之剂。

93. 猪苓汤禁例

【原文】阳明病，汗出多而渴者，不可与猪苓汤。以汗多胃中燥，猪苓汤复利其小便故也。（224）

【讲解】阳明里热炽盛，蒸迫津液外泄，而汗出多，汗出多则津液更伤，津伤甚则"胃中燥"，胃中燥则口渴引饮。此时即使有小便不利等水气证，也不可用猪苓汤。因猪苓汤虽有润燥滋阴的作用，但毕竟以淡渗利水为主，所

以热甚而津伤太过者禁用。

作业：

1. 你是如何理解"阳明之为病，胃家实是也"？

2. 栀子豉汤、白虎加人参汤、猪苓汤三方在病因病机和治法上有何异同？

3. 猪苓汤与五苓散在病因病机和治法上有何不同？

第十四讲

94. 阳明燥热内郁证，调胃承气汤

【原文】阳明病，不吐不下，心烦者，可与调胃承气汤。（207）

【原文】太阳病三日，发汗不解，蒸蒸发热者，属胃也，调胃承气汤主之。（248）

【原文】伤寒吐后，腹胀满者，与调胃承气汤。（249）

【讲解】以上三条经文，分别从不同角度说明调胃承气汤的病因证治。

（207）条，说明阳明经表受邪，未经吐下等误治，邪气循经入里化热或燥，燥热之邪循阳明经上扰心神，而致心烦。可用调胃承气汤治疗。

（248）条，云太阳病经误发汗后，病未解，却出现了"蒸蒸发热"的症状，蒸蒸发热，是形容热从内蒸腾于外，好像蒸笼中热气蒸发一样。这是邪已化热，内传阳明，里热炽盛的表现，所以说"属胃也"。用调胃承气汤主治之。

（249）条，云伤寒经误吐后，出现了"腹胀满"的症状，这是由于燥热结滞，腑气不畅所致。治以调胃承气汤。

综上所述，调胃承气汤证当见心烦、蒸蒸发热、腹胀满等症，其病机当是邪热与阳明糟粕初结，里热炽盛为主，腑气不畅为辅，也就是说燥热内盛，里实初成。治法是泄下燥热，调畅胃气。方用调胃承气汤。方中，大黄苦寒，攻积导滞，荡涤胃肠，推陈致新，泻热去实。芒硝咸寒辛苦，润燥软坚，泻热导滞。硝黄合用，泻下之力峻猛，可直下肠胃。然而本证燥热内盛，里实初成，不宜峻下，应当以泄下燥热为主，调畅腑气为辅，因此，在硝黄之内，加上甘草一味，甘缓和中，使硝黄峻下之力缓缓发出，也使药效持续时间延长，从而达到泄热为主的作用。

该方被后世医家称为下法中的缓剂。或许有人要问：本方硝黄并用，且芒硝用量大于大承气汤，何以不称其为峻下之剂而曰缓下之剂？因为硝、黄必配枳、朴，其攻下之力始强，本方虽用硝、黄，但无枳、朴的行气破结，故泻下之力弱于大承气汤，而且，本方中配伍了甘草，更能缓和硝黄的下趋之性，使其缓慢通过胃肠，缓缓发挥清热润燥的作用。正如清代名医王晋之所说："以甘草缓大黄、芒硝，留中泻热，故曰调胃。"

95. 阳明燥结证，小承气汤

【原文】阳明病，其人多汗，以津液外出，胃中燥，大便必硬，硬则谵语，小承气汤主之。若一服谵语止者，更莫复服。（213）

【讲解】阳明病，汗出过多，是因为胃热炽盛。汗多，津液外泄，则胃中（实指大肠）干燥，因而大便结硬；肠腑不通，浊气上攻，心神被扰则发谵语，然而未见潮热、腹痛等证，腑实证虽具，但证势轻缓，所以用小承气汤以泄热和胃。如果服小承气汤在第一服后，谵语停止了，就不要服余下的第二服了。这是由于病势较轻，必须中病即止，不可过剂，以免伤正。

小承气汤方中，大黄苦寒，泻下燥热，厚朴苦辛温，行气除满，枳实苦微寒，破结消痞。三药合用，推荡实热，破滞除满。本方不用芒硝而用枳朴，泻热之力较调胃承气汤为弱，但通腑之力又较调胃承气汤为强。所用枳朴之量，较大承气汤为小，又无芒硝，故泻热与通腑之力，皆逊于大承气汤，故名小承气。

本方适用于阳明肠腑燥热轻证。一般称小承气汤为和下剂。

96. 小承气汤脉证，用法和禁忌

【原文】阳明病，谵语，发潮热，脉滑而疾者，小承气汤主之。因与承气汤一升，腹中转气者，更服一升，若不转气者，勿更与之。明日又不大便，脉反微涩者，里虚也，为难治，不可更与承气汤也。(214)

【讲解】本条经文宜分三节理解。

第一节，"阳明病……小承气汤主之"。阳明病、谵语、潮热，属于大承气汤证，但大承气汤证脉当迟实，现在脉滑而疾，滑为流利不定，终未着实，疾为数甚，在证为虚，脉证合参，则知燥结未甚，且有里虚之虑，这时不可鲁莽用下，只能用小承气汤。

第二节，"因与……勿更与之"。告诉我们，遇到以上脉证，即使使用小承气汤（和下剂），也应遵循小量试服的原则，严密注意服小承气汤一升后的情况，再决定是否续服一升。由于脉象滑疾，一方面表示燥结不甚，一方面有里虚之虑，惟恐误攻或过剂伤正，所以嘱咐病人在服小承气汤一升后，就要注意腹中是否转气，有转气者，证明确有燥屎内结，可以继进第二服，以增强通下力量，大便得通则谵语潮热自止。若服后腹不转气，则表示燥屎未成，且有里虚，不可再服承气汤，否则必损伤正气。"转气"的意思，即肠中有矢气转动，俗称放屁。

第三节，"明日……不可更与承气汤也"，指出药后脉由滑疾变为微涩，里虚已著，即使实邪未去，也不可再用承气汤。此时治疗，攻邪则伤正，扶正则碍邪，补泻两难，故为难治，当然不可再用承气汤了。然而难治不等于不治，仲景虽未给出治法，但扶正攻邪并用当是可以的。

97. 太阳病误治津伤致热结成实的证治

【原文】太阳病，若吐，若下，若发汗后，微烦，小便数，大便因硬者，与小承气汤和之愈。（250）

【讲解】太阳病，因误用汗、或吐、或下诸法，致津伤化燥，邪传阳明，形成里实，热扰心神故烦，微烦表热势尚轻。"小便数"，似乎不当出现，因为一般来说，里实热证，大多表现为小便黄赤而短少，这里为什么会表现为小便数多呢？此乃阳明燥热逼迫津液偏渗所致。正因津液偏渗，大肠失润，故而大便因此干硬。我们见到小便数多，大便硬，就可推知阳明燥热已成。

阳明燥热伤津，除此以外，《伤寒论》中还有两条，一是阳明燥热逼迫津液外越而见到多汗，我们见到多汗，就可以推知阳明燥热已成；二是阳明燥热逼迫津液下泄，表现为下利，这种下利，有大量肠液失去，所造成的伤津损液，亡阴失水是很严重的。

本条主症仅有微烦、小便数、大便硬，乃太阳病误治伤津致结热成实之证，其结热未甚，入里未深，故不用大承气汤攻下，而与小承气汤和之则愈。

98. 阳明病肠腑燥实证，大承气汤

【原文】二阳并病，太阳证罢，但发潮热，手足漐漐汗出，大便难而谵语者，下之则愈，宜大承气汤。(220)

【讲解】具有太阳和阳明两经证候的二阳并病，如果太阳证已罢，那么只剩下阳明证了。其证候如：潮热，手足漐漐（漐漐，微汗不断貌）汗出，是肠腑燥实的表现，大便难是热结津伤表现，而谵语，由热扰心神，治宜大承气汤。

大承气汤由枳实、厚朴、芒硝、大黄组成。其中枳、朴用量重于大黄，是气药为君，并佐以芒硝，攻下之力较小承气汤更猛，故称为峻下剂，其煎煮法也和小承气汤诸药同煎不同，而是先煮枳朴，后入大黄，再入芒硝，取气锐行速，故用之得当，每有立竿见影之效。然而如若用之不当，后果亦较为严重。

99. 大承气汤的运用及危候的判断

【原文】伤寒若吐，若下后不解，不大便五六日，上至

十余日，日晡所发潮热，不恶寒，独语如见鬼状；若剧者，发则不识人，循衣摸床，惕而不安，微喘直视，脉弦者生，涩者死。微者，但发热谵语者，大承气汤主之。若一服利，则止后服。（212）

【讲解】本条内容分两节。

第一节，"伤寒若吐……见鬼状"。"伤寒或吐或下后"，指治疗的经过，"不解"，指病未解，不是指表证未解。"不大便五六日，上至十余日"，指病程，这么多天不大便，已构成腑实证的条件。"日晡所发潮热"，则是肠中燥屎已成的确据，"不恶寒"说明表证已罢，全属里证。"独语"就是谵语，独自胡说乱语。"如见鬼状"，即是形容其独自胡言乱语的状态，乃浊邪上干所致，它与热入血室的如见鬼状性质是不同的。

第二节，"若剧者……则止后服"，是叙述证情发展或"剧"或"微"两种情况："剧者"，结合脉象判断预后，"微者"，突出主方和服药注意点。"剧者"，因邪实正衰；"发则不识人"，因发则神昏，故不识人；"循衣摸床"乃因肝阴大伤；"惕而不安"由心阴大伤；"微喘直视"表肺肾之阴大伤；心肺肝肾之阴俱伤，证情极其危殆，此时是否还有抢救余地？那就要看脉象如何了，诊得弦脉者生，诊得涩脉者死。弦则生，涩则死，这又是为什么呢？弦脉形长而至数分明，涩脉形短而至数不清，前者标志着阴气未竭，所谓"长则气治"，故知生机尚存，后者标志着阴气已竭，所谓"短则气病"，故知已难挽救。"微者"，指病势较轻。"但发热，谵语者"，只有发热和谵语，未出现其它阴竭证候，应当用大承气汤攻下实邪。但是必须遵守中病即止的原则。故文末交代"若一服止，则止后服"。这是经验的总结，是很宝贵的。如若利后再服，恐下多更伤其阴，必至危殆，焉不禁之？

100. 下后燥屎复结证，大承气汤

【原文】大下后，六七日不大便，烦不解，腹满痛者，此有燥屎也。所以然者，本有宿食故也，宜大承气汤。（241）

【讲解】"大下后，六七日不大便，烦不解，腹满痛"，这是燥屎复结，腑气壅滞的表现。之所以会造成肠腑复结证，"本有宿食故也"。治疗当下，宜用大承气汤。

大承气汤为峻下剂，一般而言，下后便通热泄，燥屎尽去病愈，无须再用下法。但不是绝对的，也有下后仍须再下的，本条即是说明这个问题。大下后，又有六七日不大便，并见到烦不解，腹满痛等证，此为燥屎复结的征象，仍当用大承气汤下其燥结。当然，必须腑实证确具，如果没有"烦不解，腹满痛"，即使不大便也不可用大承气汤。本条重点示人使用下法当以证为据。

至于大下之后，怎么会有宿食呢？须知大下后又过了六七日了，由于下后，燥热未清，津液未复，调理不善，以致在数日所进之食，变为宿食，于是燥热与宿食相结成燥屎也。

101. 便秘间歇，时有低热的燥屎证，大承气汤

【原文】病人小便不利，大便乍难乍易，时有微热，喘冒不能卧者，有燥屎也，宜大承气汤。（242）

【讲解】如小便利，说明津液不能还于肠道，故知燥屎已成，见251条。本条见"病人小便不利"，说明津液尚能还入肠中，所以大便不是完全秘结，而是"大便乍难乍易"，即有时大便难，有时大便易，这是结者自结，未结者旁流时出。乍易不等于燥屎消失，而乍难才是梗阻的真凭实据。"时有微热"，指日晡时微有潮热。为什么是日晡时微热？乃是由于阳明经气旺于日晡时，此时正邪斗争激烈，故发热，每日如此，故称潮热，潮热是阳明燥结之症。"喘冒"即气喘而头昏目眩，是阳明燥热耗伤肺气，肺虚气逆并有燥热迫肺的表现。"不能卧"，是燥屎内结，浊气攻冲的缘故。以上各种症状，均说明"有燥屎"。治疗宜用峻下热结的大承气汤。

102. 目中不了了，睛不和者宜急下存阴，大承气汤

【原文】伤寒六七日，目中不了了，睛不和，无表里证，大便难，身微热者，此为实也，急下之，宜大承气汤。（252）

【讲解】伤寒六七日，表明邪已不在太阳，乃邪气在里之时也。"目中不了了"，指病人目睛昏暗无神，不清爽。"睛不和"，指目睛呆滞直视，眼球转动不灵活。经云："五脏六腑之精，皆上注于目。"燥热炽盛，内灼真阴，五脏六腑之精气将竭，不能上荣于目，故目中不了了。"目中不了了"且"睛不和"表阳证，睛和表阴证。"无表里证"，即外无明显的发热恶寒之表证，内又无谵语腹满之里实证。"大便难"提示燥屎内阻，"身微热"，是热潜于里，熏蒸于外。这是实证，当用大承气汤急下存阴。

本证虽然没有明显的表证和里实证，仅见大便难，身微热，表面上看似乎不太急，但本证的辨证关键不在这里，而在"目中不了了，睛不和"，表明证候已发展到热邪燔灼，真阴将竭的危险境地，只有急下存阴，才能力挽狂澜，救临危于一旦。

本条先说无表里证，后又说大便难，身微热，此为实，怎么理解？无表里证是说表面上没有明显的表证或里证，大便难不是不大便，身微热也只是体表无高热，这些都不是典型的里实热证，仅凭这些怎么就能判曰此为实呢？这是因为，当阳明燥热下伤肝肾阴精之后，人体亡阴失水，正气大耗，对邪气的反应能力低下，正邪斗争的激烈程度也相对较缓，所以那些潮热、谵语、腹满痛等表现，反而隐蔽不见。在这种情况下，对大便难身微热，就不可以轻视，而应当把其看成是阳明燥热内盛的表现，故曰此为实。

本条从病史看，原有阳明燥热，已经发展到肝肾阴精大伤而见目中不了了、睛不和的地步，是先养肝肾阴精呢，还是泻下阳明燥热？如果阳明燥热不去，病因不除，用养肝肾阴精之法，就等于扬汤止沸，于事无补，而急下阳明燥热，就犹如釜底抽薪，就可从根本上解决问题，所以仲景采取了急下阳明燥热的方法。

103. 阳明病发热汗多者宜急下存阴，大承气汤

【原文】阳明病，发热汗多者，急下之，宜大承气汤。(253)

【讲解】"发热汗多"，表明发热不是轻微发热，必有邪热炽盛，迫液外泄。汗出之势急而量多，导致津液枯竭。

必须用大承气汤急下存阴。此时若使用清法，只能扬汤止沸。只有釜底抽薪，才能热除汗止。多汗和便硬，两者互为因果，所以宜用大承气汤急下之。如果此时犹豫不决，必致津液涸竭而不可救药。

104. 阳明腑实证腹满，大承气汤

【原文】腹满不减，减不足言，当下之，宜大承气汤。(255)

【讲解】腹满有虚实之分，辨证除结合全部病情辨别虚实外，就腹满本身也有一定区别。本条提出的"腹满不减，减不足言"，就是内实腹满的特征，由于燥实内结，腑气阻滞不通，所以腹满不减，即使有减也微不足道。虚证之腹满表现：腹满时减，复如故。对于实证腹满，治宜大承气汤。

105. 阳明少阳合病宜下的证治

【原文】阳明少阳合病，必下利，其脉不负者，为顺也；负者，失也；互相克贼，名为负也。脉滑而数者，有宿食也，当下之，宜大承气汤。(256)

【讲解】"阳明少阳合病，必下利"，既是两经合病，自有两经证候，两经合病，热邪连结，逼迫于肠，故必见下利。"其脉不负者，为顺也；负者，失也，互相克贼，名为负也。"这里的"负"，即"失"，"不负"即"顺"，"互相克贼，名为负"，指阳明属土，少阳属木，若肝胆邪旺，木必克土，于病为逆，故为失，为负。这是病势轻重或预后的插叙。不负者为轻，为顺，可治。负者为失，为

不顺，难治。接下来说："脉滑而数者，为宿食也，当下之，宜大承气汤。"这是承上"必下利"而言。见下利而又诊得滑数之脉，滑则有力而流利，为胃实气旺之象，为顺而不负之脉，滑数为热邪盛于里，气食实于胃，故为有宿食停留。照一般规律，诊得滑数之脉，当有腹满便秘之证，而现在不是便秘，而是下利，这就要用热结旁流来解释了。虽然下利，但有里实，未见负而不顺之脉，故仍当攻下，宜用大承气汤。

106. 以能食与否辨燥屎结聚程度

【原文】阳明病，谵语有潮热，反不能食者，胃中必有燥屎五六枚也；若能食者，但硬耳，宜大承气汤下之。（215）

【讲解】"阳明病，谵语有潮热"，这是阳明腑实的主要证候。但阳明腑实的程度有轻重之别，看一下病人的食欲和大便情况，就可以了。"反不能食者，胃中必有燥屎五六枚也"，这是腑实重证，因胃窒塞而不能食，并由此推断肠中有燥屎五六枚。"胃中"，通言阳明，实指大肠。五六枚，是约数，偏多。"不能食"前有个"反"字，什么意思？因胃热则消谷易饥，应当能食，据证是胃肠燥热，却不能食，故曰"反"。"若能食者，但硬耳"这句话其实应当放在"宜大承气汤下之"之后，并在"但硬耳"之后，加上"大承气汤则不宜"。因为这是一句鉴别轻重的话，意思是说，阳明腑实之轻证表现为谵语有潮热，能食，即进食如常，大便仅仅是硬而已，还未至燥坚的程度，当然不能用大承气汤了。这是出于及时比对说明的需要而采取的倒装用法。

107. 阳明腑证兼太阳表证，须表解后方可攻下

【原文】汗出谵语者，以有燥屎在胃中，此为风也。须下者，过经乃可下之。下之若早，语言必乱，以表虚里实故也。下之愈，宜大承气汤。(217)

【讲解】"汗出"是风邪在表，当有发热、恶寒、头痛等表证，"谵语，以有燥屎在胃中"是胃中（实指实肠中）有燥屎，是阳明里实之证，汗出为表未罢，故云"此为风"。本证为表证未罢，而里实证又具。表里同病，里实者当先治表，表解才可攻之，故曰"须下者，过经乃可下之。"所谓"过经"，即待太阳经表证解除以后，才可以用大承气汤攻其里实。"下之若早，语言必乱，以表虚里实故也。"意思是说，因为表虚里实，若过早使用下法，必导致邪热内陷，使里实更甚而语言必错乱。"下之愈，宜大承气汤"这句应提前，放在"过经乃可下之"以后。指表证解除以后，适时用大承气汤攻下即愈。

108. 以燥屎有无辨阳明病已下能否再下

【原文】阳明病，下之，心中懊憹而烦，胃中有燥屎者，可攻。腹微满，初头硬，后必溏，不可攻之。若有燥屎者，宜大承气汤。(238)

【讲解】本条经文，分三节理解：

第一节，"阳明病……可攻"，是说阳明病经下法治疗后，出现了懊憹心烦的症状，属于里实未尽，邪热上扰。"胃中有燥屎者，可攻。"胃中，指肠中，肠中有燥屎，说

明里实较重，必伴有腹大满、便秘或绕脐疼痛、潮热、谵语、手足濈然汗出等证，"可攻"指可用大承气汤攻下。

第二节，"腹微满……不可攻之"，是说下之后，除懊恼心烦证外，尚有腹微满，并知大便虽硬，只是初硬，后却溏，说明热而不实，邪未及结，这就不可用大承气汤攻下。

第三节，"若有……宜大承气汤"，说明治疗法，当依大便情况而定，若有燥屎者为里实较重，宜用大承气汤治疗，而大便初硬后溏者，仲景未明示方剂。究其性质，心烦懊恼兼见大便初硬后溏，既不是燥屎内结的实证，也不是热扰胸膈的虚烦，似乎可以用栀子厚朴汤，有待进一步研究探索。

109. 润导法，脾约证，麻子仁丸

【原文】趺阳脉浮而涩，浮则胃气强，涩则小便数，浮涩相搏，大便则难，其脾为约，麻子仁丸主之。(247)

【讲解】趺阳脉，即是阳明胃经的冲阳脉，在足背第二、三趾骨之间，可扪及足背动脉的搏动，此脉可候脾胃之气的盛衰。趺阳脉浮主胃有热，胃阳亢盛，所以说"浮则胃气强"，趺阳脉涩，主脾阴虚，胃阳盛而脾阴虚，这就是胃强脾弱。于是弱脾受到强胃约束，而气馁不用，脾的输布功能失常而津液不能四布，津液偏渗，但入膀胱，故"小便数"，而肠中干燥，故"大便硬"。这种脾为胃行津液的功能被胃阳所制约，而产生的大便硬，叫脾约证。治以麻子仁丸。

该方由小承气汤加杏仁、芍药，做成蜜丸。其中小承

气汤去实通便，行气导滞；麻子仁滋燥润肠，通利大便为主，杏仁降肺气，润肠道，芍药缓急解痉，和营养血，做成蜜丸则更能润肠缓下。共成泄热润下之功。

本方虽为润肠缓下之剂，但不乏攻下破气之品，故年老体弱或久病、津枯血燥、内无邪热者，仍当慎重使用。

110. 阳明病津亏便秘的治法——润导法与蜜煎导法

【原文】阳明病，自汗出，若发汗，小便自利者，此为津液内竭，虽硬不可攻之，当须自欲大便，宜蜜煎导而通之。若土瓜根及大猪胆汁，皆可为导。(233)

【讲解】病人原本自汗出，如再用发汗之法，加之小便自利，这就造成了津液内竭，这时，大便虽硬，不可以用承气汤一类攻下，应在病人欲解大便时，用蜜煎导法以滋津润燥，导下通便。其他的，如土瓜根及大猪胆汁，皆可为导下通便之药。

蜜煎导方，只用蜂蜜一味，将其加热浓缩，至如饴糖状，用手搓成大小适当的栓剂，用时塞入肛门，可润滑肠道，软化结粪，利于干结燥粪的排出。

土瓜根即王瓜根，又叫野甜瓜，大如鸭蛋而色红，有通经、利尿、祛痰、滑肠作用。具体用法据《肘后方》："治大便不通，取土瓜根捣汁，用唧筒射入肛门内，取通。"

猪胆汁导法：取新鲜大猪胆一枚，泻其汁，和少许法醋（即食醋）以灌谷道（即肛门），如一食顷（即吃一顿饭时间），当大便出宿食恶物甚效。猪胆汁苦寒清热、碱性，对于肠道有刺激，故加食醋以中和之。既可润肠清热导便，又可调节肠道功能。

111. 阳明蓄血证

【原文】阳明证，其人喜忘者，必有蓄血。所以然者，本有久瘀血，故令喜忘。屎虽硬，大便反易，其色必黑者，宜抵当汤下之。(237)

【讲解】病人素有阳明病，今又出现了"喜忘"，喜忘，即善忘、健忘。推知其人必有蓄血。蓄血，就是瘀血停积。之所以会这样，因为心主血，又主神明，由于胃肠素有瘀血，瘀血不去，则新血不生，心神失养而出现健忘，"屎虽硬，大便反易，其色必黑"，这是阳明蓄血证的特征。阳明之热与糟粕相结，大便则硬。血液属阴，性濡润，离经之血与燥屎相混，则化坚为润，使大便虽硬而排便却易，"其色黑"，是瘀血特征。宜用抵当汤下之。方义详见前(39)条。

112. 胃寒气逆证，吴茱萸汤

【原文】食谷欲呕，属阳明也，吴茱萸汤主之。得汤反剧者，属上焦也。(243)

【讲解】"食谷欲呕"，是胃腑虚寒，受纳无权所致。这里的"阳明"二字，仅指胃而言。"属阳明也"，是提示此欲呕与少阳半表半里的喜呕有别，与属表的太阳干呕也不同。胃气虚寒则受纳无权不能消谷，故治以温中降逆的吴茱萸汤。"得汤反剧者，属上焦也"是说，如果服了吴茱萸汤，反而呕吐加剧了，这说明病在上焦有热，胃气上逆。这是因为，吴茱萸汤是辛温降逆之剂，以热治热，不但治不了，反而火上加油，必拒而不纳，反使呕逆加剧。若遇此种状况，就不要再用吴茱萸汤了。方义见 147（309）条。

作业：

1. 大、小承气汤和调胃承气汤在药物组成和运用方面有何不同？

2. 何谓脾约？代表方是什么？

3. 阳明蓄血证有何特征？

4. 阳明虚寒气逆欲呕与上焦有热的呕吐有何不同？吴茱萸汤适用于何证？

第十五讲

113. 阳明湿热发黄证，茵陈蒿汤

【原文】阳明病，发热汗出者，此为热越，不能发黄也。但头汗出，身无汗，剂颈而还，小便不利，渴引水浆者，此为瘀热在里，身必发黄，茵陈蒿汤主之。（236）

【原文】伤寒七八日，身黄如橘子色，小便不利，腹微满者，茵陈蒿汤主之。（260）

【讲解】"阳明病，发热汗出者，此为热越，不能发黄也。""热越"的意思是热随汗越，越即排出。阳明发黄，多因湿热郁蒸所致。若热能外越，或湿能下泄，即不能发黄，今发热汗出，热可随汗而外越，故不能发黄。"但头汗出，身无汗，剂颈而还，小便不利，渴饮水浆者，此为瘀热在里，身必发黄"的解释："但头汗出，身无汗，剂颈而

还",则热不得外越,剂,同齐,汗到颈部就止住了,头为诸阳之会,阳热上蒸,故仅见头部汗出,身上无汗。"小便不利",则热不得下泄,热既不外越,又不下泄,就成了湿热发黄的主要因素。"渴引水浆",说明里热炽盛,热伤津液,加上湿热交阻,气化不行,津液不布,故口渴较甚,很想饮用水浆。"引",有多饮之意,水浆,泛指饮料,如水、果汁等。"此为瘀热在里,身必发黄",瘀热,即邪热郁滞的意思。瘀热在里,与湿相合互结,熏蒸肝胆,胆热汁泄,逆流入血,泛溢肌肤,故身必发黄。"身黄如橘子色,小便不利,腹微满",是湿热郁蒸,湿不下泄,腑气不利所致。以茵陈蒿汤主治之。

该方由茵陈、栀子、大黄组成,茵陈苦寒,清利湿热,疏肝利胆,为退黄专药,本方主药,栀子苦寒,清泄三焦而通利水道,大黄苦寒,导滞泻热,破结行瘀,推陈致新。且茵陈、栀子均能通利小便,茵陈尤能导湿热从小便而出,三药相伍,宣通三焦,使瘀热湿浊从小便排出。湿热一除,发黄自愈。

114. 湿热发黄热重于湿兼中气不足证,栀子柏皮汤

【原文】 伤寒身黄发热,栀子柏皮汤主之。(261)

【讲解】 本条经文较简略。身黄发热,是湿与热合的阳黄,其黄色鲜明如橘子色可知,无汗或但头汗出,小便不利,心烦懊恼亦可见之,治以栀子柏皮汤清热利湿退黄,兼以和中。

栀子柏皮汤中,栀子苦寒,清泄三焦之热而又通调水道,使湿热从小便而出,且质清可宣,清利之中又有宣透

之功。黄柏苦寒，善清下焦湿热。甘草甘温和中，并防苦寒之药伤胃。三药相配，清泄三焦，使湿去热消而正安，黄疸自愈。

115. 湿热发黄兼表证，麻黄连轺赤小豆汤

【原文】伤寒，瘀热在里，身必黄，麻黄连轺赤小豆汤主之。（262）

【讲解】"伤寒"，指外有寒邪束表，当见无汗、恶寒、头痛、身痒等症。"瘀热在里"，乃言湿热蕴郁在里而发身黄，还可见心烦懊恼，小便不利，身黄如橘子色等。"伤寒，瘀热在里"，说明外有风寒表证，里有湿热发黄。治以麻黄连轺赤小豆汤。轺，音 yáo，连轺即连翘之根，现代均以连翘代用。

该方中，麻黄、生姜、杏仁三药，辛温解表散邪，又开提肺气以利水湿之邪，连翘、赤小豆、生梓柏皮三药，辛凉而苦，清热利湿以退黄。其中生梓柏皮，今缺，可用茵陈或桑白皮代替。甘草、大枣甘温，健脾和胃。诸药合用，使表里宣通，湿热泄越，其病则愈。

116. 阳明热入血室证刺期门法

【原文】阳明病，下血，谵语者，此为热入血室。但头汗出者，刺期门，随其实而泻之，濈然汗出则愈。（216）

【讲解】阳明病，出现了下血和谵语，是热入血室的确据。阳明之热，内迫血室，与血相结，形成热入血室证。热入血分，或血热妄行，或血热互结，血不归经，皆可见"下血"。血室的正常功能，即肝的藏血与疏泄功能。肝失

疏泄，藏血失职，故见下血。热入血室，使肝失藏魂之职，肝魂一乱，必扰心神，而致谵语。因《灵枢·本神》说过，随神出入谓之魂，故魂乱必致神乱。另一方面，母病易于及子，火为木之子，心属火，肝属木，故肝热易于传心，则心火必亢而扰动心神，亦可出现谵语。"头汗出"，为血热互结，血中之热不能透发于外而熏蒸于上所致。

"热入血室"的治法为："刺期门，随其实而泻之"。这是因为：期门是肝经的募穴，刺期门即可疏利肝胆之气，泄去血室之实热，就是"随其实而泻之"之法。这种治法的效果："经络得以疏通，邪热有外散之途，濈然汗出则愈。"

究竟何为"血室"？历来意见不一，有认为血室即肝，如柯韵伯等；有认为血室即子宫，如张景岳等；也有认为血室是冲脉，如方有执等。

我们的看法：血室指肝而言。

理由是：本条指出热入血室的症状是下血、谵语、头汗出，这些是男女都可有的症状，也就是说，热入血室证不唯女性有，男性亦当有之。如果限于女性，仲景习惯上会在前面冠以妇人二字。如仲景在（143）（144）（145）三条经文中，开头均冠有妇人二字，后面均有经水适来，或经水适断的字样。经水的来与断，是适来或适断。"适"有巧合之意，都只是热入血室时的巧合，并不是热入血室的症状或原因，这三条只可以说明妇人患热入血室证较多罢了。既然热入血室的症状男女都可以有，那么，血室就不可能是子宫。

再从治疗角度看，刺肝经募穴期门可治，用小柴胡汤疏肝利胆亦可治，治肝即可以治热入血室，这也可以说明肝即血室。

"冲脉"虽有血海之称，但它毕竟是海，不是室，海是言其深大，室则相对较小，欲藏物，必藏之于室，而不能藏之于海，肝藏血，肝为藏血之所，故以肝为血室较为贴切。

再看首冠妇人二字的三条：

（143）条明确指出："胸胁下满，如结胸状，谵语者，此为热入血室也。"明言病位在胸胁之下，正是肝脏之所居，则血室所指，非肝其谁？治取期门穴，亦可说明肝即血室。

（144）条云："妇人中风，七八日，续得寒热，发作有时，经水适断者，此为热入血室。"假如说血室是子宫的话，热入血室后，经血会增多，不应中断。今热入血室，经水适断，足以说明血室不是子宫。其治："小柴胡汤主之。"亦可说明肝为血室。邪在少阳，循经入脏腑，但寒热发作有时，为少阳证仍在，故治以小柴胡汤。

（145）条之"谵语，如见鬼状"亦可释为热入肝脏，肝藏魂，热入于肝，魂必惊乱，且木火易于引动心火，心火扰神，神不守舍，故"谵语，如见鬼状"。

综上所述，血室即肝脏。

作业：

茵陈蒿汤、栀子柏皮汤和麻黄连轺赤小豆汤的证治有何异同？

三、
少阳病(第十六到十七讲)

第十六讲

117. 少阳病提纲

【原文】少阳之为病，口苦，咽干，目眩也。(263)

【讲解】少阳胆腑有郁热的征象为口苦，咽干，目眩。胆腑郁热，热迫津液上溢则口苦，少阳郁火灼伤津液则咽干，少阳之脉起于目锐眦，且肝与胆合，肝开窍于目，少阳木火之气循经上扰清窍，则头晕目眩。

118. 少阳经腑受邪，枢机不利证，小柴胡汤

【原文】伤寒五六日，中风，往来寒热，胸胁苦满，嘿嘿不欲饮食，心烦喜呕，或胸中烦而不呕，或渴，或腹中痛，或胁下痞硬，或心下悸，小便不利，或不渴，身有微热，或咳者，小柴胡汤主之。(96)

【讲解】"伤寒五六日，中风"，不是说先伤寒，后中风，而是说患伤寒或中风大约经过五六天，病邪由表入里，由寒化热，出现了以下少阳病的证候："往来寒热"，即恶

寒与发热交替出现，发热时不知寒，恶寒时不觉热。其原由，邪在表则寒，入里则热，今邪正相争，时有胜负，或进或退，故往来寒热。"胸胁苦满"，是说病人的感觉，病人苦于胸胁满闷。少阳经脉循于体侧，邪热壅于少阳经脉，经气不畅，故有胸胁苦满之感。"嘿嘿"，"嘿"同"默"，静也，嘿嘿即默默，指表情淡漠，沉默不欲说话，是心中感觉不爽快的表现，这是由于胆腑气郁，疏泄不利，精神抑郁所致。"不欲饮食"是由于胆腑气郁，木郁乘土，中焦脾胃的受纳和运化功能减弱所致。"心烦"，是少阳郁火循经上扰心神的表现，"喜呕"，是因胆火横逆犯胃，胃气上逆而呕吐，呕吐后，胆胃皆得舒缓，故曰"喜呕"。

以上"往来寒热，胸胁苦满，嘿嘿不欲饮食，心烦喜呕"，这四个症状是小柴胡汤的主要适应证，也是诊断少阳病的主要依据，简称为"柴胡四证"。

本条当与（263）条少阳病提纲相结合起来看，更全面。

以下有七种情况，都有可能出现在少阳病中，但不是小柴胡汤的必具证候，所以被称为"或有证"。

"胸中烦而不呕"，是邪热聚于胸中、热扰神明故烦，邪热尚未犯胃，胃气未上逆故不呕。

"渴"，热伤津液结果。"腹中痛"，因木郁侮土、脾气不舒而然。"胁下痞硬"，是胆郁较甚。"心下悸，小便不利"，"小便不利"说明气化不利。气化不利则水饮内停，水饮上逆凌心致心悸。"不渴，身有微热"，说明气阴未伤，邪居半表，肌表不和。"咳"为水饮犯肺，肺气上逆的表现。

以上诸证，其病机均由少阳经腑受邪，枢机不利所致，虽有兼夹或见之症，但在治法上，都应当以"和解"为主，"和解"即调和少阳枢机而解除郁热，小柴湖汤即是和解之方，是治疗本证主方。

该方共七味药，其中柴胡味苦微寒，质轻气清，疏散少阳经之邪气，黄芩苦寒，气味较浓厚，可清少阳胆腑郁火。二药相合，经腑同治，疏清并行，则经邪外解，胆热内清，气郁得达，火郁得发，枢机因而调畅通利，针对了少阳病容易经腑同病，容易气郁化火两大特点，是本方的核心之药。半夏配生姜，两药味皆辛，以其辛散，可助柴胡疏通气郁，针对了少阳病容易气郁的特点，又可以和胃降逆止呕，针对了少阳病胆热犯胃，胃气上逆而喜呕的特点，还可以化痰、消饮、去水，助三焦水道之畅达，针对了少阳病容易生痰，生饮，生水的特点，这两味药也很重要。还有人参、甘草、大枣三药，既有扶正祛邪之功，又有实脾防传的作用。七味药相辅相成，和枢机，解郁热，达三焦，畅气机，攻补兼施，寒热同调，温而不燥，寒而不凝，而使胆腑清和，则胃能降浊，脾能升清，三焦通达，从而水升火降，气通津布，表里之气皆得调和。诚为和解良剂，后世称为"和解之祖"。故表里寒热虚实，气血津液，阴阳诸病，皆可加减应用。

119. 小柴胡汤使用方法及少阳病战汗而解的判断

【原文】伤寒中风，有柴胡证，但见一证便是，不必悉具。凡柴胡汤病证而下之，若柴胡证不罢者，复与柴胡汤，必蒸蒸而振，却复发热汗出而解。（101）

【讲解】太阳伤寒或中风，失治或误治后，邪气传入了少阳，出现了少阳病的小柴胡汤证。小柴胡汤证的临床表现很多，诸如有口苦、咽干、目眩、往来寒热、胸胁苦满、嘿嘿不欲饮食、心烦喜呕、脉弦细、沉紧等主症，又有或胸中烦、或渴、或腹中痛、或胁下痞硬、或心下悸、小便不利、或咳等若干或然证。这些症状中，主证不必全部具备，只须抓住其中的一两个症状或一部分症状就是了。而且这些症状能反映邪入少阳，枢机不利之病机的，就可使用小柴胡汤。用小柴胡汤何以能解除太阳表邪呢？这是因为，少阳枢机通利，三焦畅达，便可以达到身濈然汗出而解的效果。

本条又讨论了小柴胡汤证误下后，柴胡汤证不罢者的治疗及战汗作解的临床表现。柴胡汤病证，本以和解为治，不可攻下。误用了下法，违背了少阳禁下的原则，常使病情他变。比如下后柴胡证已罢者就不可再用小柴胡汤了。但若下后柴胡证仍在，说明其人正气尚旺，未因误下而致病邪内陷。因邪仍在少阳，故仍可用小柴胡汤治疗。但病人毕竟遭受过误下的经历，正气受到一定挫伤，于是在服用小柴胡汤后，就出现了战汗作解的表现。战汗作解的过程有三个阶段，一是蒸蒸而振，蒸蒸，盛也。就是剧烈寒战，这是邪气和正气相争的表现；二是又出现发热，这是正气奋起与邪气抗争的表现；三是汗出热退，这是正胜邪却的结果。这三个阶段依次都出现过了，病证就痊愈了。

120. 少阳病兼阳明热郁的治法

【原文】阳明病，发潮热，大便溏，小便自可，胸胁满

不去者，与小柴胡汤。（229）

【讲解】"发潮热"是阳明腑实的表现。但阳明腑实证，除发潮热外，还会有小便数、大便硬结、腹满痛、烦躁、谵语等表现。今大便不硬而溏，且小便自可，即小便不数，尚属正常，这就表明，阳明虽实而尚未太甚，甚至仅有阳明热郁而已，并无阳明燥结。

"胸胁满不去者"，表明此证是由少阳内传阳明，少阳证仍在。则仍当先治少阳，而与小柴胡汤，这也符合先表后里的治疗原则。服小柴胡汤后，少阳枢机通畅，胃气因和，阳明证之潮热即可随之而解。

121. 少阳病兼阳明不大便的治法

【原文】阳明病，胁下硬满，不大便而呕，舌上白苔者，可与小柴胡汤。上焦得通，津液得下，胃气因和，身濈然汗出而解。（230）

【讲解】阳明病，未见腹部硬满，反而见"胁下硬满"，乃少阳所主之部位；"不大便"属阳明腑实之症状，却又见"呕"，呕是少阳之主症；舌苔不见燥热内盛之黄燥，而见白苔是半表半里之证。均说明阳明里实未甚，病机偏重于少阳。像这样少阳不和兼阳明不大便的证候，邪在半表，则不可下，邪在半里，则不可汗，邪在半表半里之间，惟用小柴胡汤和解少阳，运转枢机，通达三焦。上焦气机通畅，则水之上源调畅，津液得以布达下行，胃肠得以滋润，里气因和，则大便自调；而上焦又是营卫之气直接向体表布散的场所，上焦气机通畅，则营卫得以布达，太阳表气得以调和，在表之邪则可随汗而自解。

122. 三阳同病的治法

【原文】伤寒四五日，身热恶风，颈项强，胁下满，手足温而渴者，小柴胡汤主之。(99)

【讲解】"伤寒四五日，身热恶风"，这是太阳表邪未罢的表现；"手足温而渴"，这是阳明里热渐炽的特征，阳明有热，手足自温，热伤津液较重，故见"口渴"；"胁下满"，为少阳受邪，经气不利所致；"颈项强"，则为三阳经气不利的表现，因为足太阳之脉从头下项行身之后，足阳明之脉从口下人迎行身之前，足少阳之脉从耳下缺盆行身之侧，故颈项拘急不柔和，属三阳经脉受邪，经气不利。通过以上分析，本条所列证候为三阳同病是不容置疑的。

三阳同病，何以只从少阳入手而用小柴胡汤呢？因为太阳之邪尚在，宜汗解，不宜下，又有阳明之邪在里，当从里清，不宜汗，汗、下皆不适宜，有少阳证之胁下满，只须一证便是，故宜治从少阳，采用和解。而少阳主枢，内调阳明，外达太阳，枢机运转，则内外通达，使太阳之邪从外而解，阳明之热，从里而清。于是上焦得通，津液得下，胃气因和，身濈然汗出而解。

作业：

1. 少阳病提纲是什么？

2. 何谓柴胡四证？

3. 小柴胡汤为什么会称为"和解之祖"？

4. 自学原文98条，熟悉小柴胡汤禁忌证、中虚湿郁和中虚饮停证。

第十七讲

123. 少阳兼表证，柴胡桂枝汤

【原文】伤寒六七日，发热微恶寒，支节烦疼，微呕，心下支结，外证未去者，柴胡桂枝汤主之。（146）

【讲解】"伤寒六七日，发热微恶寒"，不单是恶寒微，发热亦微，提示太阳表证已轻；"支节烦疼"，即四肢关节剧烈疼痛，揭示表邪未尽，这里的"烦"字作剧烈讲，"支"同"肢"；"节"，指关节；"微呕"，提示少阳之邪不重；"心下支结"，即自觉心下部位有支撑结聚胀满之感，属少阳经气不利之轻者；"外证未去者，柴胡桂枝汤主之"，外证即表证，表证未去，又见柴胡轻证，故取两解太少之法，用柴胡桂枝汤主治之。

该方是桂枝汤与小柴胡汤各用半量之合方，小柴胡汤之半以解少阳之微结，桂枝汤之半，以解太阳未尽之邪。外证虽在，但病机已见于里，故方名将柴胡冠桂枝之前，意在和解少阳为主，而治太阳为兼，证势较轻，不须重剂，用量减少至半，故为两解太少之轻剂。

124. 少阳兼里实证，大柴胡汤证治一

【原文】太阳病，过经十余日，反二三下之，后四五日，柴胡证仍在者，先与小柴胡。呕不止，心下急，郁郁微烦者，为未解也，与大柴胡汤，下之则愈。（103）

【讲解】"过经"，病邪已离开太阳经。"太阳病，过经

十余日"，就是说太阳病已传至少阳了，这从后面的"柴胡证仍在"可知，未下之前已是柴胡证了，不然，不会说"仍在"。有柴胡证，就当用柴胡汤，而医者反而再三误下之，下后四五日，可能出现两种结果。一是柴胡证仍在，说明邪气并未因下而内陷，要先用小柴胡汤和解枢机。二是柴胡证不见，而见到"呕不止，心下急，郁郁微烦"的症状，说明病情有发展，即由原来的喜呕，发展加重成呕不止，由原来的胸胁苦满发展加重成心下急，由原来的心烦未郁变为郁郁微烦，郁郁，指情志抑郁不爽，因郁而烦微，亦表加重，这些都是里气壅滞的缘故，其病机为少阳兼阳明里实，胆胃热郁气滞，治疗当用大柴胡汤，下之就痊愈了。

大柴胡汤是和解枢机，兼攻里实的方剂，是由小柴胡汤去人参、甘草，合小承气汤去厚朴、加白芍而成。方中，柴胡、茯苓和解少阳，枳实、大黄通降腑滞，加重生姜伍半夏，降逆止呕，白芍益阴和营，大枣补中和诸药，白芍和大黄同用，可治腹中实病，白芍伍枳实、柴胡可调和胃气，白芍伍茯苓、大枣，可治协热利。因里气未虚，故于小柴胡汤中去人参、甘草，因病位在心下，未涉及全腹，阳明尚未大实，故予小承气汤减大黄之半，并去泄满之厚朴。意在泄热消结。方中之大黄，《伤寒论》原文中没有，系后世王叔和等多数注家加进去的，加得有理。

125. 大柴胡汤证治二

【原文】伤寒发热，汗出不解，心中痞硬，呕吐而下利者，大柴胡汤主之。(165)

【讲解】"伤寒发热，汗出不解"，说明邪已化热内传、入里，"心中痞硬"，说明热结偏上，与肠腑燥结不同，"呕吐而下利"，说明胃气壅滞，升降失常，热邪犯胃则呕吐，迫肠则利，证属少阳兼里气壅滞，所以治用大柴胡汤和解兼攻里实。本条的难点在于心中痞硬的性质，是有形还是无形？既是无形热壅气滞，为何不是按之濡？这是因为壅滞较甚的缘故。大柴胡汤方义见前124（103）条。

126. 大柴胡汤证治三，兼与大陷胸汤鉴别

【原文】伤寒十余日，热结在里，复往来寒热者，与大柴胡汤。但结胸，无大热者，此为水结在胸胁也，但头微汗出者，大陷胸汤主之。（136）

【讲解】"伤寒十余日"，指表邪多日不解，"热结在里"，说明邪热传里成实，"复往来寒热者，与大柴胡汤"，是说如果同时又见往来寒热症状，就是少阳之邪未尽，则治用大柴胡汤以和解少阳兼攻其里实。"但结胸，无大热者，此为水结在胸胁也"就是说，如果没有往来寒热等少阳证，只具有心下硬满疼痛的结胸证，并且身热不甚，这是水与热结于胸胁，水热不得外达，又不得下泄，必熏蒸于上，则"但头微汗出"。证属水热互结，自非大柴胡汤所宜，必须用逐水荡实的大陷胸汤才能胜任。

大陷胸汤证和大柴胡汤证的鉴别，参见71（136）条。大柴胡汤方义见124（103）条，大陷胸汤方义见69（134）条。

127. 和解兼泄热轻剂，柴胡加芒硝汤

【原文】伤寒十三日不解，胸胁满而呕，日晡所发潮

热，已而微利。此本柴胡证，下之以不得利，今反利者，知医以丸药下之，此非其治也。潮热者，实也。先宜服小柴胡汤以解外，后以柴胡加芒硝汤主之。（104）

【讲解】"伤寒十三日不解"，说明病程较长，病仍未解，有向里传变之势。"胸胁满而呕，日晡所发潮热，已而微利"，这是医以丸药误治之后出现的证候，"胸胁满而呕"，说明误用丸药下后，少阳证仍在，"日晡所发潮热"，说明阳明里热未去，"已而微利"，是误用丸药攻下所致。"已而"，时间不长，短暂之意。"此本柴胡证，下之以不得利"，就是说，本来是（大）柴胡证，当有不得利症状，因不得利，就用下法，如果用大柴胡汤治疗就对了，下之则愈。然而，医者未用大柴胡汤，反而用了丸药（巴豆或甘遂之类的丸药）攻下，这是错误的治法，故曰"此非其治也"，所以有了"已而微利"现象，仲景正是依据患者不是不大便，反而已而微利，推知是"医以丸药下之"之果。事已至此，只有随证施治了，"潮热者实也"，是强调潮热未罢，里实热仍在。证属少阳不和，兼有阳明实热，但毕竟是下后微利，正气已伤，故不可与大柴胡汤，而应依据先表后里的原则，先宜用小柴胡汤以解外，后以柴胡加芒硝汤主之。

这里有个问题，即"以不得利而下之"，用丸药得到微利了，为什么病未解呢？这是因为：巴豆、甘遂类制剂都是辛热药，肠道虽通，大便虽利了，但燥热有加，难以排出体外，故潮热不除。其少阳证候，当然也不是泻下能解除的。柴胡加芒硝汤由小柴胡汤加芒硝而成。小柴胡汤和解少阳，芒硝泻热润燥，两者的用量均不大，故为和解兼泄热之轻剂。

128. 少阳病兼脾虚津伤证，柴胡桂枝干姜汤

【原文】伤寒五六日，已发汗而复下之，胸胁满微结，小便不利，渴而不呕，但头汗出，往来寒热，心烦者，此为未解也，柴胡桂枝干姜汤主之。（147）

【讲解】"伤寒五六日，已发汗而复下之"，是叙述前医诊治过程，发汗失当，以后又过早使用下法，必然会伤津、伤正，病向内传，脾阳不振，运化失司，水饮内停等。"胸胁满微结"，即邪郁少阳，水饮内停之证，"小便不利"，乃因津液不足，加上少阳枢机不利，气化失常，三焦决渎不畅所致；"口渴"，既有津伤的一面，又有水结火郁，脾虚失运，津不上承的一面；"不呕"，表示病邪未及胃腑；"但头汗出"，乃因阳气内郁，邪热上蒸所致；"往来寒热，心烦"，是少阳病主证。以柴胡桂枝干姜汤主治之。该方由小柴胡汤加减化裁而成，柴胡、黄芩合用，和解少阳之邪，清少阳腑热，舒少阳气郁；瓜蒌根、牡蛎同用能逐饮开结，瓜蒌根还能生津清热止烦渴，牡蛎更能软坚散结，疗气机之凝结；桂枝配干姜，通阳化饮，透达郁阳，畅通三焦；干姜配甘草，辛甘化阳以温补脾阳，甘草安中补正，调和诸药，诸药合用，共奏和解少阳，畅达三焦，温脾升津，通阳化饮之效，因心烦、不呕，故去人参之补，半夏之降，因渴故用瓜蒌根之凉润，因胸胁满微结，故去大枣之壅补，加牡蛎为软坚散结。

129. 伤寒误下邪气内陷三焦俱病少阳为主，柴胡加龙骨牡蛎汤

【原文】伤寒八九日，下之，胸满烦惊，小便不利，谵语，一身尽重，不可转侧者，柴胡加龙骨牡蛎汤主之。（107）

【讲解】伤寒八九日，误用下法，正气损伤，邪热内陷，少阳经气不利，胸阳失展，则胸闷（满即闷），邪阻少阳三焦，决渎失职，膀胱气化失司，则小便不利，脾胃伤则运化失健，可致停痰生饮。加上邪热煎炼津液为痰，痰热上扰心神则烦惊谵语，少阳枢机不利，导致三阳经经气不利，故一身尽重，不可转侧。治以柴胡加龙骨牡蛎汤。该方由小柴胡汤去甘草加桂枝、龙骨、牡蛎、铅丹、大黄、茯苓等组成。其中，小柴胡汤和解枢机，扶正祛邪，合桂枝通阳化气，和肌表而除身重，加龙骨、牡蛎重镇安神，加铅丹坠痰以止烦惊，加大黄泻热降胃气而止谵语，茯苓宁心健脾而除湿，诸药同用，各司其职，使少阳枢机得利，三焦通达，气化以行，里热得清，神明得安，诸症尽除。方中铅丹，为铅的氧化物，后世多作外用，少作内服，一般以生铁落，或琥珀，或磁石代之。

130. 热入血室一，刺期门法

【原文】妇人中风，发热恶寒，经水适来，得之七八日，热除而脉迟身凉，胸胁下满，如结胸状，谵语者，此为热入血室也，当刺期门，随其实而取之。（143）

【讲解】妇人患中风，发热恶寒，刚好月经来潮，七八

天后，热除说明表证已解，但热除后，又出现"脉迟身凉，胸胁下满，如结胸状，谵语"等症状，说明表证虽罢，但热入血室，结于血分。血结则血行阻滞，故脉迟，肝藏血，厥阴经脉布胁肋，肝经气血郁滞，故胸胁下满，如结胸状，血热上扰心神，故谵语。

热入血室之治法。当刺期门以泄经脉之瘀热，以期门为肝之募穴的缘故，所谓"随其实而取之"，说明刺期门是一种泄实邪方法。

关于血室，古今医家很多认为血室即子宫，也有认为是冲脉或肝脏的。

我们认为血室乃肝脏，从本条及以下两条来看，每条前均有妇人二字冠首，文中又有经水适来或适断之句，很像是指子宫即血室，但联系（216）条，阳明热入血室证看，就很难认为子宫即血室，该条句首没有妇人二字，文中也没有提及经水，难道能说明本条只适用于妇人，而不适于男人吗？详见（216）条讲解。

131. 热入血室二，寒热如疟的证治

【原文】妇人中风，七八日续得寒热，发作有时，经水适断者，此为热入血室，其血必结，故使如疟状，发作有时，小柴胡汤主之。（144）

【讲解】本条指妇人经期患外感中风，七八日后变为寒热发作有时，且经水同时中断，这是热入血室之故，邪热内陷，结于血分，阻滞经脉，导致少阳枢机不利，少阳阳气与瘀血抗争，于是就出现了寒热交作如疟的临床表现，由于病在阴分、血分，所以其寒热交作往往在夜间发作或

夜间加重，因此称其为发作有时。治以小柴胡汤和其枢机，邪去则寒热自止，血结可散。

132. 热入血室三，自愈的条件及治禁

【原文】妇人伤寒，发热，经水适来，昼日明了，暮则谵语，如见鬼状者，此为热入血室，无犯胃气及上二焦，必自愈。（145）

【讲解】"妇人伤寒，发热，经水适来"，是说妇人经期患外感伤寒而发热，并出现了白天神志清楚，入暮时出现了"胡言乱语，如见鬼状"，这是热入血室之故。热入血室，气分无病，故白昼神清，血属阴，血分有热，而血热扰神，故于夜间神志模糊，从而"胡言乱语，如见鬼状"。针对此种情况，治疗"无犯胃气"即不可用下法伤其胃气，病不在中上焦，亦不可吐、汗等法，只要无犯胃气及上二焦，"必自愈"，指出自愈的可能性很大。因为经水适来，邪热有外泄之机也。若不愈，则可选用刺期门或小柴胡汤和解等法。

作业：

1. 少阳病常见哪些兼证？各用何方治疗？说出各方方义。

2. 热入血室证有哪些特征？

3. 热入血室的主要治法有哪些？有何禁忌？

四、
太阴病(第十八讲)

第十八讲

133. 太阴病辨证纲要

【原文】太阴之为病，腹满而吐，食不下，自利益甚，时腹自痛。若下之，必胸下结硬。(273)

【讲解】太阴病，脾虚不运，湿阻气滞故腹满；浊阴不降，胃气上逆则吐，脾虚失运，不是不能食，而是多食则满甚，所以食不下；脾虚气陷，清阳不升，寒湿下注则下利不止。所谓"自利"，是没有用泻下药，自利由病证本身自发出现。"自利益甚"，包含两方面含义：一是因为脾气本虚，下利则脾气、脾阳更虚，所以下利会越来越重；二是因为下利的加重，导致脾肾的升降功能紊乱，致使"腹满而吐，食不下，腹痛"等症状也随之越来越重。"时腹自痛"乃因阳虚寒凝所致。证属脾虚寒，治当温中散寒，健脾燥湿，若换用下法，必徒伤脾胃，中阳受损，寒湿滞留，结于胸下，就会出现正衰邪实，胸下结硬的变证。故知太阴病禁下。"胸下"指胃脘部，"胸下结硬"，指胃脘部痞结胀硬。

本条所述，太阴病脾虚寒的证候特征为吐、利、痛，是太阴病的审证提纲。

134. 太阴脏虚寒证

【原文】自利不渴者，属太阴，以其脏有寒故也，当温之，宜服四逆辈。（277）

【讲解】"自利不渴"，为太阴脾阳虚衰，运化失司，寒湿下注所致。其下利属虚属寒，故口不渴，这是判断脾虚寒下利的辨证依据之一。

"脏有寒"，是说自利不渴的病机是脾气虚寒。"当温之"，是治则，"四逆辈"，即四逆汤一类的方剂，应当包括理中汤在内，在桂林古本《伤寒杂病论》中就作"宜服理中、四逆辈"。

135. 太阴经脉气血不和，腹满时痛者，桂枝加芍药汤；大实痛者，桂枝加大黄汤

【原文】本太阳病，医反下之，因尔腹满时痛者，属太阴也，桂枝加芍药汤主之；大实痛者，桂枝加大黄汤主之。（279）

【讲解】太阳病治当发汗，使邪从外解，禁用下法，不当下而下之，故曰"反"，因误下导致腹满时痛的病属太阴，这是因为误下之后，太阳之邪已内陷太阴，脾的气血不和，经气壅滞则腹满，血脉有时拘急则时痛，故腹满时痛。这种情况表明气血凝滞较轻，壅滞之中尚有通时，故"腹满时痛"。治当温阳和络，用桂枝加芍药汤。若气血凝

滞严重，则"大实痛"，即腹部持续腹痛，满痛俱甚，治当温阳泻实，用桂枝加大黄汤。

桂枝加芍药汤和桂枝加大黄汤都用桂枝汤加味，以桂枝汤调营卫以畅血行，倍加芍药以除血痹、和血络。大实痛者，瘀滞较甚，芍药之力犹嫌不足，故更加大黄以活血泻实。有一点需要说明：所谓"实则阳明，虚则太阴"，是指常证而言，若是变证就不同了，既是变证，则阳明亦可虚，太阴亦可实。本条经文就是指太阳病误下导致的太阴病变证，属太阴实证，是虚中夹实，故治疗不能用太阴本证虚寒证治法。虽然大实痛也不能采用阳明实热证治法，只能用温阳补虚和络泻实之法。

136. 治疗太阴病的注意事项

【原文】太阴为病，脉弱，其人续自便利，设当行大黄芍药者，宜减之，以其人胃气弱，易动故也。(280)

【讲解】"太阴为病，脉弱"，是说如果太阴经脉受邪，气血失和的证候，伴见脉弱，就提示病人有中气不足。"其人续自便利"，是说中虚日久，继而可能出现下利，"设当行大黄芍药者，宜减之，以其人胃气弱，易动故也。"意思是说：假设见到太阴经脉气血不和所致的腹满时痛或大实痛等症，应当使用桂枝加芍药汤或桂枝加大黄汤治疗的时候，其芍药和大黄的用量，要适当减少，但不是去掉。这是因为其人中气较弱，容易被苦寒阴柔的药物所伤动而引起下利的缘故。当行，即应当使用。

137. 太阴腐浊不化证转愈与转属阳明的辨证

【原文】伤寒脉浮而缓，手足自温者，系在太阴。太阴

当发身黄，若小便自利者，不能发黄，至七八日，虽暴烦，下利日十余行，必自止，以脾家实，腐秽当去故也。（278）

【原文】伤寒脉浮而缓，手足自温者，是为系在太阴。太阴者，身当发黄，若小便自利者，不能发黄。至七八日大便硬者，为阳明病也。（187）

【讲解】"伤寒脉浮而缓，手足自温者，系在太阴。""系在太阴"即病属太阴也。为什么病属太阴而不属其他呢？若病在三阳，周身与手足皆发热，不仅仅是手足自温，而病在三阴一般都不发热，尤其厥阴与少阴，由于阳虚较重，大多手足厥冷，而太阴病阳虚的程度较厥少二阴为轻，手足不厥冷，以脾主四肢，脾阳尚能布于四末，故手足温和。伤寒脉象由浮紧转为浮缓，颇似太阳中风，但无身热、汗出、头项强痛等症，仅是手足自温，故知此症非太阳中风。症见手足自温，则为太阴受邪之兆。"太阴当发身黄"，是因为太阴为湿土之脏，脾虚湿郁最易发黄，但不是一定发黄，故用一个"当"字来做推测，而不是断言。"若小便自利者，不能发黄"，是因为小便自利者，湿有出路，湿邪得以下泄，则不会发黄。"太阴病，小便自利，不能发黄，至七八日"后有两种不同的转归，（278）条讲转愈，（187）条讲转属阳明。

（278）条讲脾阳恢复，驱邪外出，病可自愈，叙述的方法是倒叙，先述结果，后说原因。"虽暴烦下利日十余行，必自止"是结果，"以脾家实，腐秽当去故也"是原因。"脾家实"不是指邪实，而是指脾阳恢复的意思。"腐秽"，指肠中宿积腐败之物。这里的暴烦下利，乃因脾阳健运，正气奋起抗邪，正胜邪退的佳兆，肠中腐秽不得停留而下出，待其尽去，利必自止而病愈。脾阳来复的烦利，与阳衰阴盛的烦利，有本质的不同，绝对不容混淆，其辨证关键是手足的温与冷。

（187）条是说正气来复，脾阳健运，由阴转阳，由虚转实，由湿化燥，因而大便转硬，即由太阴病转为阳明病。本条所述太阴转化为阳明的例证，正所谓"实则阳明，虚则太阴"之谓也。

作业：

1. 太阴病的性质、成因、主要脉证、病机及常用治法是什么？

2. 太阴病兼变证有哪些？其治若何？

五、
少阴病(第十九到二十讲)

第十九讲

138. 少阴病提纲

【原文】 少阴之为病，脉微细，但欲寐也。(281)

【讲解】 少阴病的脉象是微细，"微"是指脉搏的力度极弱，阳气虚，鼓动无力，则脉微，"细"是指脉搏的形态很小，营血虚，脉道不充则细。"脉微细"，指阴阳气血俱虚。少阴病的主要症状是"但欲寐"。但欲寐的意思就是：终日只是昏沉困倦，精神萎靡，神志恍惚，意识淡漠，似睡非睡，似醒非醒，反应能力低下的精神状态。但欲寐并非真能入睡，也非神昏嗜卧。

139. 少阴真阳衰微证辨证要点

【原文】 少阴病，欲吐不吐，心烦，但欲寐。五六日自利而渴者，属少阴也，虚故引水自救。若小便色白者，少阴病形悉具。小便白者，以下焦虚有寒，不能制水，故令色白也。(282)

【讲解】少阴寒化证即少阴真阳衰微证，其辨证要点为：欲吐不吐，心烦，但欲寐，自利而渴，小便清长。

"欲吐不吐"的原因：肾阳虚衰，浊阴上逆则吐，但胃腑空虚，无物可吐，故又不吐。"心烦"为阴盛于下，虚阳上扰所致。"但欲寐"，是少阴阴精阳气两虚，精神失养，神疲不支的表现。"自利而渴"，为少阴下利的特征，肾阳虚衰，火不暖土，腐熟无权，则下利，其下利的特点是下利清谷，完谷不化；肾阳虚衰，气化失司，不能蒸化津液，津不布达，则口渴，也就是下文所说的"虚故引水自救"。但这种口渴必是喜热饮，饮亦不多，这和热盛伤津的大烦渴不解，或渴喜冷饮是完全不同的。小便色白，就是小便清长，为少阴阳虚寒盛的辨证依据之一，是少阴阳虚，不能温化水饮所致。至此，少阴阳虚寒盛之象已确诊无疑，故曰"少阴病形悉具"。小便白的原因，因下焦肾虚有寒，不能制水，故使小便清长也。下焦即指肾。

140. 少阴寒盛伤阳证辨证要点

【原文】病人脉阴阳俱紧，反汗出者，亡阳也，此属少阴，法当咽痛而复吐利。(283)

【讲解】少阴寒盛伤阳证的辨证要点有"脉阴阳俱紧""反汗出""咽痛而复吐利"。"脉阴阳俱紧"，寸为阳，尺为阴，此处指寸关尺三部脉俱紧，紧脉主寒，如属太阳伤寒，脉当浮而紧，并见无汗、恶寒、头疼、身痛等症，今不见太阳表寒的特征，故寒邪应为伤于少阴之里的表现。"反汗出"为寒盛伤阳，阳不摄阴所致，从而提示此并非太阳表寒，而属少阴里寒。"咽痛"为寒伤少阴之经的表现，少阴之脉循喉咙，夹舌本，阴寒之邪循经郁结于咽喉，故咽痛。"吐利"为寒伤少阴之脏的表现，寒盛伤阳，阴寒内盛，升降紊乱，故见吐利。

141. 少阴病阳衰阴盛证，四逆汤证

【原文】少阴病，脉沉者，急温之，宜四逆汤。（323）

【讲解】少阴病的临床表现，散见于多条经文，归纳起来，主要有五个方面：一是畏寒蜷卧，手足厥冷，冷汗自出，这是由于少阴阳虚，肌肤四末失温和阳不摄阴所致；二是吐利，下利清谷，自利而渴，这是因为脾肾阳虚，火不暖土，腐熟无权，则下利清谷，升降紊乱，则吐利皆见，肾阳虚衰，气化失司，津液不化，则见口渴；三是小便不利或小便清长，皆属肾阳虚衰所致，肾阳虚衰，气化失司，则小便不利，肾阳虚衰，阳不摄阴，则小便清长；四是但欲寐，这是由于阴精阳气虚衰，精神失养所致；五是脉沉，或脉微细，或脉微欲绝，或脉沉伏不出，这是由于少阴阴阳两衰，轻则脉沉无力，重则脉微细，更严重则微细欲绝，甚至沉伏不出。证属少阴阳衰阴盛，治以四逆汤回阳救逆。方中附子辛热，温肾回阳驱寒，干姜辛热，温脾散寒，炙甘草调中补虚。三药合用，共奏温补脾肾、回阳救逆之功。该方无论外感、内伤，凡属脾肾阳虚、阴寒内盛者，皆可应用。

本条经文未列出具体症状，仅见沉脉，便急温之，提示少阴阳衰阴盛为急重证，必须见微知著，防微杜渐，积极救治，及早救治，用温肾回阳驱寒的四逆汤最为适宜，如果延误时机，待畏寒、蜷卧、吐利、厥逆等诸症出现时，

则格阳、亡阳之危势往往在所难免，救治就更难了。

142. 少阴病膈上寒饮与胸中实邪的辨证

【原文】少阴病，饮食入口则吐，心中温温欲吐，复不能吐。始得之，手足寒，脉弦迟者，此胸中实，不可下也，当吐之。若膈上有寒饮，干呕者，不可吐也，当温之，宜四逆汤。（324）

【讲解】"少阴病，饮食入口则吐，心中温温欲吐，复不能吐"，提示少阴病可能发生的症状为：饮食入口即吐，而在不进食时，则心中温温欲吐，复不能吐。

温通蕴，是心中郁闷不舒之意，由于少阴阳虚阴盛，浊阴上逆故温温欲吐，然而胃中无物，故不能吐。

以上这种情况，不仅见于胸中实邪者，也可见于膈上有寒饮者，两者一实一虚，症状、性质、病位、治法都不相同。

"始得之，手足寒，脉弦迟者，此胸中实，不可下也，当吐之"，这是一层意思。"始得之"，说明病程短，正气还未虚，"手足寒，脉弦迟"，提示实邪阻滞而胸阳不布，脉道不利。"胸中"示病位高，故"不可下，当吐之"。此即内经"其高者因而越之"之意。

"若膈上有寒饮，干呕者，不可吐也，当温之，宜四逆汤。"这又是一层意思，"膈上有寒饮""干呕"，乃少阴阳虚，浊阴上逆所致。

阳气已虚，则不可用吐法，如果误吐，更伤阳气，必致变证加重，只有用四逆汤温阳祛寒，俾阳复寒除，则寒饮自化，此即《金匮要略》"病痰饮者，当以温药和之"

之意。

143. 阴盛格阳证，通脉四逆汤

【原文】少阴病，下利清谷，里寒外热，手足厥逆，脉微欲绝，身反不恶寒，其人面色赤，或腹痛，或干呕，或咽痛，或利止，脉不出者，通脉四逆汤主之。（317）

【讲解】少阴病，阳虚，不能运化水谷，故"下利清谷"，阳虚不能温达四末，故"手足厥冷"，心肾之阳极虚，故"脉微欲绝"。"里寒外热"，指里真寒，外假热，是阴盛格阳之象，虚阳浮越于外则见"身反不恶寒"。虚阳浮越于上则见"其人面色赤"，亦称"戴阳"。由于阴阳格拒，证势严重，所以又有多种不同的兼证，阴盛于里，阳虚而气血凝滞则"腹痛"，肾寒犯胃，胃气上逆则"干呕"，虚阳上郁于咽喉则"咽痛"，利久伤阴耗液，阴液枯竭，无物可下，则"利止"，阴血虚少，脉道失充，则脉不出。治以通脉四逆汤。

该方即四逆汤加大附子、干姜的用量而成。附子用大者一枚，干姜由一两半增至三两，有扶阳消阴，破阴回阳，交通内外，救逆通脉的功效，故名通脉四逆汤。

阴盛格阳证，常有或然之变，可有这样那样的兼证，兼证如何治？仲景在方后举例说："若面色赤者，加葱"，以交通上下，治疗阴盛戴阳；"腹中痛者，去葱加芍药"，以养血活络，缓急止痛；"呕者加生姜"，以温胃散寒，降逆止呕；"咽痛者去芍药加桔梗"，以利咽开结；"利止脉不出者，去桔梗加人参"，以益气生津，固脱复脉。

144. 阴盛戴阳证，白通汤；从治法，白通加猪胆汁汤

【原文】 少阴病，下利，白通汤主之。(314)

【原文】 少阴病，下利脉微者，与白通汤。利不止，厥逆无脉，干呕烦者，白通加猪胆汁汤主之。服汤脉暴出者死，微续者生。(315)

【讲解】 两条经文前均有"少阴病"三字，提示除了条文所说的"下利"和"脉微"之外，还当有其他一些表现，如下利清谷，手足厥逆，脉沉微细等症，另据第(317)条"面色赤者加葱九茎"来看，此证还当有面赤这一主症。这是阴盛戴阳证的特征性表现。皆因脾肾阳衰，阴寒太甚，虚阳被阴寒格拒于上所致，治宜破阴回阳，宣通上下阳气，用白通汤。白通汤中只有三味药，附子补下焦之阳以治其本，干姜温中焦之阳以通上下，葱白辛温走窜，交通上下，使上浮之阳回归本位。

服用白通汤后，如果出现"利不止，厥逆无脉，干呕烦"的症状，乃是阴寒太盛，阳药不受，阴寒与阳药发生格拒的现象。真阳衰竭，不能固摄，则利下不止，阳亡阴竭，心肾俱衰，血脉不充，四肢失温，则厥逆无脉，阴寒上干，则干呕而烦。正是阴寒太盛，对大热之药拒而不受，反而激惹了寒邪的势头，以致证情增剧，正如王冰所云："甚大寒热者，必能与违其性者争雄，异其势者相格也。"遵照《黄帝内经》"甚者从之"的原则，在白通汤中加入苦寒的猪胆汁和咸寒的人尿以为反佐，用以引阳入阴，以达破阴回阳之效。猪胆汁和人尿皆为血肉有情之品，又可滋养阴液，补充下利后阴液的耗损。

服汤药后，如果由无脉而突然出现浮大躁动的脉象，这就是"脉暴出"，乃是阴液枯竭，孤阳无依，暴露于外的表现，俗称"回光返照"，属于死证。若服汤药后，脉由沉伏不至，而缓缓出现，这就是"脉微续"，这是阴液未竭，阳气渐复的佳兆，预后较好。

145. 阳虚水泛证，真武汤

【原文】少阴病，二三日不已，至四五日，腹痛，小便不利，四肢沉重疼痛，自下利者，此为有水气。其人或咳，或小便利，或下利，或呕者，真武汤主之。(316)

【讲解】"少阴病，二三日不已"，指脉微细，但欲寐的症状未除，到了四五日，又增加了"腹痛，小便不利，四肢沉重疼痛，自下利"等症，这是因为"下焦有水气"的缘故。腹痛为水寒在内筋脉拘急所致；小便不利是肾阳虚衰，气化失司之表现；四肢沉重疼痛，是水寒之气浸渍四肢，经气运行不畅所致；自下利是水气浸渍于胃肠的结果。诸症皆由水寒之气所致，故以"此为有水气"来概括其病机。由于水气不化，随气机升降无所不到，因其所伤部位不同，而有诸多的或然之症，如水邪上犯于肺，肺气上逆则为咳；水邪冲逆于胃，胃失和降则为呕，水邪下趋大肠，传导失司，则为下利；下焦阳虚，不能制水，阳不摄阴，则小便利，或可见小便清长。治以真武汤，温阳祛寒利水。

本条当与第（82）条的真武汤证相互参看，那一条是太阳病过汗，损伤少阴之阳而成，本条是少阴病邪气渐深，肾阳日衰所致，病因虽不同，但病机相同，皆属阳虚水泛，故均以真武汤主治。真武汤方义见前60（82）条之后。

146. 阳虚身痛证，附子汤

【原文】少阴病，得之一二日，口中和，其背恶寒者，当灸之，附子汤主之。（304）

【原文】少阴病，身体痛，手足寒，骨节痛，脉沉者，附子汤主之。（305）

【讲解】这两条经文都用附子汤治疗，证候互为补充，故合起来讨论。（304）条中，"口中和"，就是口中清爽，不干不燥，不渴，不苦，这是里无热之确据，（305）条，"脉沉"亦提示病在里而不在表，为里阳虚的表现；背恶寒，手足寒，是少阴阳虚，四末肌肤失温的表现；身体痛，骨节痛，为少阴阳虚，肌肤骨节失温，寒湿凝滞所致。治当灸、药并用，灸取大椎、膈俞、气海、关元等穴。药用附子汤。

附子汤由附子、人参、白术、茯苓、白芍组成。方中，重用炮附子，扶真阳之虚，温经散寒而镇痛。人参大补元气，参附相伍，峻补元气而祛寒邪，白术、茯苓健脾除湿，利于阳气宣通，芍药和营血而通痹止痛，且制术、附之温燥而护阴，可收刚柔相济之效，而且可引阳药入阴以散寒，诸药合用，共收扶阳温经，散寒除湿之功。

147. 寒逆剧吐证，吴茱萸汤

【原文】少阴病，吐利，手足逆冷，烦躁欲死者，吴茱萸汤主之。（309）

【讲解】吐利为少阴寒邪上逆中焦，脾胃升降逆乱所致；手足逆冷，为升降紊乱，阴阳气一时不相顺接的表现，每在剧烈呕吐的同时出现，呕吐暂停后，逆冷的表现也暂时缓解；烦躁欲死，为邪正剧烈相争，升降逆乱，病人难以忍受，因此在剧烈呕吐的同时，伴有烦躁不安的表现。此证以寒盛为主，而且寒邪逆于中焦，因此用吴茱萸汤以温中通阳驱寒，泄浊降逆止呕。方中吴茱萸辛苦温，暖肝肾，散阴寒，下气降浊，为主药，生姜辛温，温胃化饮，降逆止呕，人参、大枣甘温、甘平，补虚和中，共成温中祛寒、降逆和胃的良方。凡肝胃虚寒、浊阴上逆诸证，皆可用之。

148. 下利滑脱证，桃花汤

【原文】少阴病，下利便脓血者，桃花汤主之。（306）

【原文】少阴病，二三日至四五日，腹痛，小便不利，下利不止，便脓血者，桃花汤主之。（307）

【讲解】少阴病，下利脓血，当是下利滑脱，大便脓血，这是因肾气虚，关门不固，因而下利滑脱，因脾气虚，脾不统血，而致大便下血。因为大便中夹有黏液和血液，黏液色白如脓，故称其为便脓血，腹痛为阳虚寒凝所致；小便不利，为下利津伤，化源不足之表现，治以桃花汤温阳固脱，涩肠止利。

桃花汤由赤石脂、干姜、粳米组成。赤石脂温阳固脱，涩肠止血；干姜温中补虚，粳米养胃和中。其中赤石脂一半用以煮服，取其温涩之气，另一半为末，并以小量冲服，直接留于肠中，取其收敛涩肠之效。三药合用，共奏温阳固脱，涩肠止利之效。方中无桃花，却以桃花命名，一般认为是因本汤煮粳米加赤石脂后，通红如桃花故名。

清代王晋三则曰："桃花汤，非名其色也，肾脏阳虚用之，一若寒谷有阳和之效，故名。"他是比喻方药的效果，犹如春日的阳光普照，驱走了峡谷的严寒，迎来了桃花盛开的美好境界。

作业：

1. 少阴病的提纲是什么？
2. 少阴寒化证的辨证要点是什么？
3. 少阴寒化证包括哪些证型？
4. 各证主方是什么？

第二十讲

149. 阴虚火旺，心肾不交证，黄连阿胶汤

【原文】少阴病，得之二三日以上，心中烦，不得卧，黄连阿胶汤主之。（303）

【讲解】少阴病，仅仅二三天，就出现了"心中烦，不得卧"的症状，变化之快，只能说明患者肾阴素亏，心阳偏亢，邪从阳热化，肾水不足，不能上济心火，致使心火亢盛所致，心火亢则神不安而烦，阳不入阴，阴不纳阳，水火不济，心肾不交，则不寐。心烦和不寐互为因果，越是不寐，越心烦，越心烦则越不寐，导致病人辗转反侧，坐卧不宁。证属阴虚火旺，心肾不交，还当伴有口燥、咽干、舌质红绛少苔，甚至光红无苔，脉细数等脉证。治用

黄连阿胶汤滋阴清热，交通心肾。

方中：黄连、黄芩清心火，以除炎上之热；阿胶、鸡子黄滋肾阴，养心血，以滋阴涵阳；芍药与芩连相伍，酸苦涌泄以清火，与阿胶、鸡子黄相伍，酸甘化阴以滋液，诸药并用，使阴复火降，心肾相交，自然烦除而寐安。

150. 阴虚火旺，水热互结证，猪苓汤

【原文】少阴病，下利六七日，咳而呕渴，心烦不得眠者，猪苓汤主之。（319）

【讲解】学习本条，当与阳明病篇（223）条互参。（223）条云："脉浮发热，渴欲饮水，小便不利者，猪苓汤主之。"在阳明病中，本证的形成，乃由于阳明热证误下伤阴，邪热和下焦水邪相结而形成，是阴虚水热互结之证。而本条为少阴病阴虚阳盛，外邪从阳化热，热与水结，从而形成阴虚水热互结之证。所不同者，阳明病以热盛津伤为主，少阴病以真阴虚而水气内停为主。虽然发病原因与症状不尽相同，但病机是一样的，皆属阴津伤而水气内停有热，故均用猪苓汤育阴清热利水。

两条综合，猪苓汤的辨证要点为口渴、小便不利、心烦不眠，还当有舌质红绛，舌苔少，脉细数等，或然证有下利、咳、呕、下肢浮肿等。其所以口渴欲饮，既有水热互结，津液不化的一面，又有阴虚津液不足的一面。其小便不利，在（223）条是由于水热互结，气化不利所致，而在本条，乃阴不足，不能制火，火气偏亢，不能化气行水，导致水湿内停，为阴虚有热，水热互结证。其心烦不寐，乃因肾阴虚于下，心火亢于上，心肾不交，水火不济所致。

至于（223）条提到的脉浮发热，是里有热的表现，不是表邪未尽。里有热可以见到脉浮。舌质红绛、苔少、脉细数是阴虚内热表现。几个或然证，水热互结于下焦，泌别失职，清浊不分，水湿不从小便排出，偏渗下趋大肠，则下利；水饮犯肺，则咳；水饮犯胃则呕。水湿偏渗于下肢则下肢可浮肿。

猪苓汤方义见前92（223）条下。

151. 少阴阳郁证，四逆散

【原文】少阴病，四逆，其人或咳，或悸，或小便不利，或腹中痛，或泄利下重者，四逆散主之。（318）

【讲解】本条之主证是"少阴病，四逆"，虽说是少阴病，并不见恶寒蜷卧、下利清谷，但欲寐，脉微细等全身虚寒的证候，仅见一些或然证，且治以四逆散，而不是四逆汤。因此，本条之四逆，不是少阴阳虚，四末失温，而是少阴阳气郁遏于里，不能外达于四末所致。四逆之程度必轻。正如成无己所云："四逆者，四肢不温也。伤寒邪在三阳，则手足必热；传到太阴，手足自温；至少阴则邪热较深，故四肢逆而不温也；及至厥阴则手足厥冷，是又甚于逆。四逆散以散传阴之热也。"李士材更明确指出："此证虽云四逆，必不甚冷……乃阴中涵阳之证。"

本条或然证较多："其人或咳，或悸，或小便不利，或腹中痛，或泄利下重"，皆或然证。其病机：少阴肾阳是一身阳气的根本，少阴阳郁，脏腑失助，或易被寒邪所乘，或易兼水邪内生，因而出现了诸多的或然之证。如肺失阳助，寒乘气逆，则为咳；心失阳助，水邪上凌，则为悸；

三焦膀胱失助，气化失职，则小便不利；脾阳失助，寒邪内乘，则腹中痛；中寒气滞，则泄利下重。

《医宗金鉴》云："阳为阴郁，不得宣达，而令四肢逆冷者。但四逆无诸寒热证，是既无可温之寒，又无可下之热，惟宜疏畅其阳，故用四逆散主之。"

四逆散由柴胡、枳实、芍药、甘草组成。方中柴胡，既可升透郁阳，又可疏肝解郁，使郁热外达，气机和畅，而逆冷可除；芍药制肝缓急，和血通痹，与柴胡相伍，一散一收，助柴胡疏肝且防伤阴之弊；枳实行气破滞，助中焦之运化，与柴胡同用，一升一降，增强疏肝理气之效；甘草调和诸药，配芍药，酸甘济阴，缓急舒挛，和营止痛。四药合方，共奏透解郁热，疏肝理脾、和中缓急之功。

152. 少阴咽痛证，猪肤汤

【原文】少阴病，下利，咽痛，胸满心烦，猪肤汤主之。（310）

【讲解】少阴病，有邪从热化和邪从寒化两类证候，若其人素体少阴阴虚阳盛，外邪易于从阳化热，虚热下迫肠道则下利；虚热循经上扰，经气不利时，则出现咽痛，胸满心烦。若其人素体少阴阳虚阴盛，外邪则易于从阴化寒，出现虚寒下利，如下利日久，导致少阴真阴渐耗，虚热内生，进而虚热上浮，循经上扰，也会出现咽痛，胸满心烦。以上两种证候，病机都是虚热上浮，具有相同的症状，故均可用猪肤汤治疗。

猪肤汤只有猪肤一味药，猪肤，即猪皮。既不是猪肉，也不是皮外毛根之薄肤。因为猪肉油脂多，易滑肠，皮毛外毛根薄肤无营养，唯有猪皮滋而不滑，故以猪皮为妥。猪皮可当药，更可食用，故为药食两用之方。猪肤汤中，猪肤滋肺肾之阴，清少阴浮游之火，白蜜生津润燥，益气除烦；白粉（即稻米粉）炒香，和胃补脾，三味相合，滋肾润肺而清虚热，补脾和中而止下利。下利止，阴液复，虚火降，则咽痛、胸满、心烦诸症皆除。

153. 少阴客热咽痛证，甘草汤和桔梗汤

【原文】少阴病，二三日，咽痛者，可与甘草汤，不差，与桔梗汤。(311)

【讲解】首冠少阴病三字，当有少阴见证，如但欲寐，脉微细等证，若单用甘、桔，恐无济于事。故"咽痛者"，当是外来邪热中于少阴经脉。因为手少阴之脉，其支者，上夹咽；足少阴之脉，共直行者，由肾上贯肝膈，入肺中，循喉咙，夹舌本，故可把少阴经脉受邪而出现咽喉疼痛的证候称为少阴本证中的经证。此种少阴虚热循经上扰所致之咽痛，程度不重，没有其他全身兼症，只用一味生甘草清热解毒，一般就可以了，若服后咽痛不愈者，则加桔梗以开喉痹。甘草生用，味甘性凉，有清解毒热，化痰止咳，缓急止痛，调和诸药之功，尤其善于清解阴经毒热，清痈肿而利咽喉。桔梗苦辛而平，辛散苦泄，入肺经，开宣肺气，能利胸膈而畅咽喉。甘桔相伍，甘平，苦辛合用，能和阴阳，清客热，开肺利咽，擅治咽伤。

桔梗汤后世称为甘桔汤，是治疗咽喉口腔病的基本方。

154. 少阴痰热咽痛证，苦酒汤

【原文】少阴病，咽中伤，生疮，不能语言，声不出

者，苦酒汤主之。(312)

【讲解】"咽中伤，生疮"，就是咽喉肿痛，溃破生疮的意思，乃邪热内蕴，灼伤咽喉所致。"不能语言，声不出"，为邪热痰浊，壅结咽部，阻塞气道，声门不利所致。治以苦酒汤。

苦酒，即米醋。苦酒汤由苦酒、半夏、鸡子清组成。半夏涤痰散结；鸡子清甘寒，润燥止痛；苦酒散瘀止痛，解热毒，消痈肿，敛咽疮。半夏得鸡子清，有利咽通声之功，无燥津涸液之弊，半夏得苦酒，辛开苦泄，加强劫痰敛疮的功效。

本方服法：以鸡子一个，去蛋黄，留白在壳内，加入半夏细粒和苦酒，将蛋壳放在刀环上，置火上，微火煮三个开，去掉药渣，备用。服用时少少含咽，旨在使药物直接、持续作用于咽部而提高疗效。

155. 少阴客寒咽痛证，半夏散及汤

【原文】少阴病，咽中痛，半夏散及汤主之。(313)

【讲解】本条症状单一，"咽中痛"是何性质，以方测证则了然。半夏散及汤中，半夏和桂枝皆辛温之品，故咽中痛当为少阴经脉感寒所致。风寒邪气客于少阴经脉，津液凝聚而为痰液，寒痰阻于咽喉，故咽中痛。因属寒邪痰涎客阻咽喉，故其咽喉不红不肿，但疼痛较甚，同时应伴有恶寒，痰涎缠喉，咳吐不利，舌苔白润等症。治以半夏散及汤。

方中，桂枝散寒通阳，半夏涤痰开结，炙甘草和中缓急止痛，三药合用，共奏散寒涤痰，开结止痛之功，白饮

即白米汤，其性甘平，和药内服，既利于吞服药散，又有一定的健脾胃，益津气的作用，而且可以制半夏、桂枝之辛燥，以防伤阴。若不能服散剂者，亦可作汤剂服，即为半夏汤。

156. 少阴兼太阳证，麻黄细辛附子汤和麻黄附子甘草汤

【原文】少阴病，始得之，反发热，脉沉者，麻黄细辛附子汤主之。（301）

【原文】少阴病，得之二三日，麻黄附子甘草汤微发汗。以二三日无里证，故微发汗也。（302）

【讲解】少阴病，本不应发热，今见发热，故曰反。发热为太阳表证，脉沉为少阴里阳虚。这是表里同病，在里虽属虚证，但未出现下利清谷，手足厥冷等严重局面，因此可以表里同治，温经发汗，两解太少。如果始得之，也就是太少两感发病的第一天，少阴阳气微虚，则用麻黄细辛附子汤温经发汗，表里双解。如果得之二三日，因恐少阴阳气更虚，不任发汗，则不再用麻黄细辛附子汤，而改用麻黄附子甘草汤，温经微发汗。这是因为少阴病二三日后，无里证，指没有下利清谷等证，说明虚寒尚不太甚，无里证不仅是指（302）条，（301）条同样无里证，两条是互相补充的，无里证，正是使用表里双解的辨证依据。

如果里虚较甚，有下利清谷、四肢厥冷、脉微欲绝等症，就不可用表里同治法，必须先救其里，用四逆汤。急救其里，待少阴里阳虚的症状缓解后，如果表证还在，则再行解表，解表宜桂枝汤。

麻黄细辛附子汤中，用麻黄散太阳表邪，用附子温少阴里阳，麻附相伍，温经通脉，助阳发表。细辛辛温，合麻黄辛温，更增温经解表之效。辛附同用，有温通少阴，助阳散寒之功。三药同用，内温少阴之阳，外发太阳之表，扶正而祛邪。

麻黄附子甘草汤，即麻黄附子细辛汤去细辛加炙甘草而成，麻、桂之作用已如上述，炙甘草的作用有三：一是以甘缓之性缓麻黄发汗之力，以求微微得汗而解；二是配附子辛甘化阳，固护少阴阳气；三是补益中焦，以助汗液之源。

157. 少阴急下三证

【原文】少阴病，得之二三日，口燥咽干者，急下之，宜大承气汤。（320）

【原文】少阴病，自利清水，色纯青，心下必痛，口干燥者，可下之，宜大承气汤。（321）

【原文】少阴病，六七日，腹胀不大便者，急下之，宜大承气汤。（322）

【讲解】三条经文被后世医家称为少阴三急下证。

三条经文有共同的句式：一是首冠"少阴病"三字，由此推之，病人必有"但欲寐，脉微细"的特征。二是每条经文都没提到阳明证，但结尾都是"急下之，宜大承气汤"。

分析：如果仅仅是少阴病，无阳明证，则绝无使用大承气汤之理。

既然都用急下存阴的大承气汤，那么，仲景用是方必有是证，所以三条都应有阳明证。

结论：少阴三急下证不是单纯的少阴病，而是少阴兼阳明燥实证。

既然如此，为什么只提少阴不提阳明呢？那是因为：阳明燥热实邪耗伤了少阴阴液，已接近亡阴地步，此时人体的正气大衰，机体反应力已经很低下，正与邪斗争的激烈程度已经缓解，因此，阴阳正邪斗争的强烈表现如潮热、谵语、腹满痛等临床症状已经不明显了，容易看到的症状是"但欲寐，脉微细"，故首冠"少阴病"。沈尧封在其《伤寒论读》中说过，以其见证但欲寐，故不得不称少阴。余无言则说，虽为阳明见证，实由少阴而来，故仍以少阴病冠之也。另外，少阴为本，阳明为标，少阴阴液将竭，急需救治，也是原因之一吧，既有少阴阴液将竭，又有阳明燥热实邪，用大承气汤急下存阴就不难理解了。

（320）条，"口燥咽干"，是少阴热化、灼伤肾阴，邪热复转阳明，化燥成实，其热势迅猛，仅二三日即见口燥咽干，大有灼尽少阴阴液之势，故宜用大承气汤急下阳明燥热之邪，挽救少阴垂危之阴。

对（321）条的解释，历来争论不休，未有定论。本人浅见："自利清水，色纯青"，称为热结旁流之证，乃少阴热化伤阴，燥实内结阳明，木燥水枯所致。清水，指排泄物的质地而言，纯青系指排泄物的颜色。因为肠内已有燥实内结，且为燥结重证，肠壁和燥实之间会封闭起来，其空隙很小甚至无，燥实部位以上的稠厚物质不可能流出，只有清稀的成分（含胆汁），依靠自身的重力和润滑力，可以从结滞之旁流出，结滞部位以下的津液亦可下排，二者会合成清稀的水样便排出，其中必不含糟粕，这就是清水的来历，这种热结旁流，必须用大承气汤治疗，小承气汤是无济于事的。虽然是清水，但必臭秽，那是内有热结之故。（如若燥结的程度尚轻，肠壁和燥实之间可能会有较大的空隙，肠壁又有弹性扩张的性质，故较黏稠臭秽甚至夹有稍硬的小粪块可从结滞之旁流出，这种较轻的燥结，无须大承气汤之峻攻，只要用小承气汤之缓下就够了，可参看171（374）条。从这里不难看出：热结旁流的治疗，究竟用大承气汤还是用小承气汤，就看排泄物的质地是清还是浊。）对下利清水中的"清"字的解释，有人认为同"圊"字，圊即排出，圊水即排出水样便，对这样的解释，我也以为不妥，因为前面"自利"二字已含排出的意思，无须重复。我认为：清与浊相对，下利清水系指排泄物之质地而言，清则为稀，浊则为稠，清水即指排泄物的质地为清稀的水样便。色纯青系指排泄物之颜色而言，青是肝胆木之色，少阴水亏，无以涵木，木火必炽，乃使肝胆疏泄太过，胆汁因此大量分泌并排入肠胃，于是所下之水颜色变为纯青。有人认为青指面色，也不是没有可能，那就是胆汁外溢的表现，似乎亦通。"心下必痛"，乃因肠间有燥实结滞，脾胃升降受阻，胃失和降，腑气不通，故心下必痛。口干舌燥是燥热内盛，灼伤津液，少阴亡阴失水的表现。本证既有阳明燥实蕴蒸，又有肝胆之邪下迫，致使肾阴将竭，故宜急下阳明以救将竭之少阴。

（322）条，"腹胀不大便"，乃因少阴病日久（已六七日），必有口干舌燥之症，热邪弥漫，熏灼中焦，不仅少阴水枯，而且阳明津亡，水竭土实，无水行舟，浊气壅塞，腑气不通，故腹胀不大便。大便不通，则燥热无出路，邪热久留阳明，有欲耗竭真阴之危，所以当急下阳明以救将竭之真阴。

大承气汤组成及方义见（220）条。

作业：

1. 少阴热化证主要有哪些证型？阴虚火旺、心肾不交证证治？阴虚火旺、水热互结证证治？

2. 少阴阳郁证，四逆散证治？

3. 少阴咽痛证，有哪四个证型？

4. 太少两感证证治？

5. 少阴三急下证证治？

六、
厥阴病(第二十一到二十三讲)

第二十一讲

158. 厥阴病提纲

【原文】厥阴之为病，消渴，气上撞心，心中疼热，饥而不欲食，食则吐蛔，下之利不止。（326）

【讲解】本条经文，直接说明厥阴病提纲，即厥阴病的辨证纲要，是寒热错杂、上热下寒的典型证候，其"消渴，气上撞心，心中疼热"，"饥"是上热，"不欲食，食则吐蛔，下之利不止"是下寒。上热下寒并不是指上焦热下焦寒，实指胃热肠寒。上下乃依胃肠的位置在上或在下而言，为什么会出现消渴呢？因厥阴肝木内寄相火，木火上炎，灼伤胃津，所以消渴。至于气上撞心，心中疼热，乃是病人的自觉症状，感到有气由心下向上冲顶，并伴有上腹部的热痛，由于厥阴之脉夹胃，上贯膈，厥阴郁火循经上冲，于是出现此症状。此处所言之"心""心中"均指胃而不是心脏。"饥而不欲食"又是为什么呢？"饥"是肝热犯胃，胃有热则善饥，然肝木乘脾土，阴寒未退，运化失司，故不欲饮食，"饥"不是真的饥饿，只是有一种嘈杂易饥的感觉而已。脏寒不能消谷，故虽有饥感但不思饮食。"食则吐蛔"是脾虚肠寒而胃热所致，若患者素有蛔虫寄生于肠，蛔虫有喜温避寒的特性，当体内发生胃热肠寒的异常变化时，蛔虫不安其寒所，于是上窜入胃，则可随肝胃气逆而吐蛔。"下之利不止"，是错误治疗而导致的结果。因脾阳本虚，肠中有寒，是不可攻下的。如果因上热而误用攻下，必致脾阳更虚，肠寒更重，以致出现利不止。本条未出治法，后世医家大多认为用乌梅丸治之，是对的。乌梅丸方义见后（338）条。

159. 厥阴经寒证，当归四逆汤

【原文】手足厥寒，脉细欲绝者，当归四逆汤主之。（351）

【讲解】"手足厥寒"，就是手足发凉。"脉细欲绝"，说明血虚寒滞不能荣于脉中，四肢失于温养，所以手足厥寒，治以当归四逆汤。本条的关键在于"脉细欲绝"，它和脉微欲绝不同，脉微欲绝为阳虚寒甚，当用四逆汤回阳救逆；而脉细欲绝，为血虚寒滞，当用当归四逆汤养血通脉，温经散寒。前者在气，后者在血，二者不容混淆。手足厥逆有两种情况，一是阴盛亡阳之厥，一是血虚寒束之厥。前者以大汗出、下利清谷为要点，其治必以姜附回阳；后者既无大汗出，又无下利，但见脉细欲绝，其治必以养血通脉，温经散寒之法，主以当归四逆汤。

该方由桂枝汤去生姜，倍大枣，加当归、细辛、通草而成。当归补肝养血，又能行血，配桂枝温经通阳，芍药和营养血，细辛温散血中之寒邪，通草通行血脉，大枣、甘草益脾养营，诸药合用，共奏散寒邪，养血脉，通阳气之功。

160. 厥阴脏寒证，吴茱萸汤

【原文】干呕吐涎沫，头痛者，吴茱萸汤主之。(378)

【讲解】本条论述了厥阴肝寒犯胃和循经上扰致头顶痛的病机。其寒或因寒邪直中厥阴，或因肝有久寒。厥阴受寒，肝木横逆，乘脾犯胃，致使胃失和降而干呕，胃中清稀之沫随上逆之气而吐出，故亦可吐涎沫。干呕与吐涎沫可同时并见，亦可先后出现，这里的头痛当是头顶作痛，因厥阴之脉连目系，上出额与督脉会于巅顶。厥阴寒盛，饮邪不化，浊阴随经上扰清窍，故巅顶作痛，痛连目系。证属肝寒犯胃，浊阴上逆，故治以吴茱萸汤暖肝、温胃、降逆。方义见（243）条。

吴茱萸汤在伤寒论中凡三见：一见于（243）条，食谷欲呕属阳明；二见（309）条，属少阴寒邪犯胃，胃气上逆；三见于本条，属肝寒犯胃，浊阴上逆。三条表现不尽相同，但病理机制相同，都是肝胃两寒，浊阴上逆，故治疗方法相同。

161. 厥阴经脏两寒证，当归四逆加吴茱萸生姜汤

【原文】若其人内有久寒者，宜当归四逆加吴茱萸生姜汤。(352)

【讲解】"内有久寒"系承（351）条而来，是指厥阴肝脏原有沉寒痼冷，又有血虚寒凝肝经，于是形成了经脏

两寒证。厥阴经寒用当归四逆汤，厥阴脏寒用吴茱萸汤，厥阴经脏两寒则用两个方剂的合方，这就是当归四逆加吴茱萸生姜汤了。当归四逆汤养血通脉，外散经脉之寒，以复脉回厥；吴茱萸、生姜内散肝胃之寒，以除痼疾。更用清酒和水共同煮药，以增强温通血脉，内散久滞沉寒的功效。

内有久寒，为什么不用姜附？是因为辛热之品易伤阴血而扰动风火，因此，仅用吴茱萸苦降，生姜辛温散寒而不助火，养营而不滞邪。

162. 厥阴寒热错杂证，蛔厥，乌梅丸

【原文】伤寒脉微而厥，至七八日肤冷，其人躁无暂安时者，此为脏厥，非蛔厥也。蛔厥者，其人当吐蛔，今病者静，而复时烦者，此为脏寒，蛔上入其膈，故烦，须臾复止，得食而呕，又烦者，蛔闻食臭出，其人常自吐蛔。蛔厥者，乌梅丸主之。又主久利。(338)

【讲解】"伤寒脉微……非蛔厥也。"这一节是讲脏厥的病因、病机、症状："脉微"，指心肾真阳脉衰微；"厥"，是四肢厥冷；"肤冷"，指全身皮肤发凉，是阳虚不能温煦所致；"躁无暂安时"，是指病人躁动不宁，是持续躁动不止。这是脏厥，不是蛔厥。

"蛔厥者……此为脏寒"，这一节说明蛔厥的症状和病因病机，蛔厥有吐蛔史，有时烦时止的特点。蛔厥不是脏厥，而是脏寒，脏寒即脾虚肠寒。蛔厥不单是脏寒，而是上热下寒之证。下寒即脏寒，即肠寒，上热是胃热，蛔厥虽有阳气不足的一面，但主要的原因是蛔虫扰动，气机逆

乱，阴阳不相顺接而致厥，与脏厥的病因病机截然不同。

"蛔上入其膈……常自吐蛔"，这一节对蛔厥的主要临床表现作机理上的解释：蛔虫喜热恶寒，不安居于下寒而上窜入膈，故见心烦；少顷蛔虫停止扰动，则心烦可暂时缓解，即所谓"须臾复止"。如果病人进食，食物的芳香气味（即食臭）再次引发蛔虫骚动，致使胃失和降则又见心烦，或见作吐而吐蛔。这是上热下寒之证，又以吐蛔为特征，故名为"蛔厥"。

最后一节，说明治疗方药用乌梅丸，不仅可治上热下寒的蛔厥，又可治疗寒热错杂，反复发作，经久不愈的慢性下利。这是异病同治。

乌梅丸中，乌梅本酸，加以醋浸，酸性更增，酸能抑蛔，为安蛔止痛之主药。其酸入肝，又有益阴柔肝，敛阴涩肠之功。蜀椒、细辛皆辛辣，既能杀虫伏蛔，又能散寒通阳；黄连、黄柏苦寒，下驱蛔虫，泄热止呕；附子、干姜、桂枝辛热，扶阳气以制寒；人参、当归甘温，补养气血；米饭和蜂蜜和胃缓急。

蛔虫有"得酸则静，得苦则下，得辛则伏"的特性，乌梅丸酸、苦、辛共投，寒热互用，刚柔相济，为安蛔止痛，清上温下之要方。

作业：

1. 掌握厥阴病提纲、厥阴经寒证治、厥阴脏寒证治、厥阴经脏两寒证治、厥阴寒热错杂证治。

2. 自学（338 上）（313）（332）（333）（334）（336）（341）（342）条。了解厥阴危重证、自愈证、阳复太过证

和厥阴胜复证、除中证的临床表现。

第二十二讲

辨厥逆证

163. 热厥重证,白虎汤

【原文】伤寒,脉滑而厥者,里有热,白虎汤主之。(350)

【讲解】"脉滑"为阳盛之脉,肢厥乃瘀热在里,阳气不能达于四末之故。此为无形邪热,虽有肢厥,宜清不宜下,故以白虎汤清里热,热邪去则肢厥除。

白虎汤方义见阳明病篇(176)条。

164. 寒厥证,四逆汤

【原文】大汗出,热不去,内拘急,四肢疼,又下利厥逆而恶寒者,四逆汤主之。(353)

【原文】大汗,若大下利,而厥冷者,四逆汤主之。(354)

【讲解】(353)条,二阳病证,外有表邪者,汗出之后其热当去,今大汗出而热不去,知不是表证发热;里有实热而大汗出,热不去者,必兼烦渴引饮或腹满不大便等证,今虽汗出而热不去,且有腹内拘急,下利厥逆,可知不是阳明里热。究其所见诸证,实属汗出亡阳,利下阴脱,阴阳离决,真寒假热之危证。阳亡于外,故大汗出,阳被阴格，故热不去；阳气外亡，阴寒内生，寒主收引，故腹内拘急不舒；四肢为诸阳之末，阳衰不能实气于四肢，阴脱不能濡养筋骨，故四肢疼痛；下利、手足厥冷、恶寒等证，均为阴盛阳亡之象，故以四逆汤急救回阳。

（354）条，也是阴盛阳亡之危候。大汗，大下，皆能使阳气亏乏，阳气耗损，严重者每多导致亡阳。阳气外亡导致手足厥冷，有阴阳离决之危，所以要当机立断，用四逆汤回阳救逆。四逆汤方义见少阴病篇（323）条。

165. 痰阻胸阳致厥（痰厥），瓜蒂散

【原文】病人手足厥冷，脉乍紧者，邪结在胸中，心下满而烦，饥不能食者，病在胸中，宜瓜蒂散。（355）

【讲解】"手足厥冷"，是因胸中阳气为痰食类实邪所遏，不能顺利畅达于四肢末端所致。怎么知道是痰食类实邪呢？以方测证，既用吐剂瓜蒂散治疗，其中必有有形之物，故无形之阳邪或火邪可排除，无形之寒邪亦当排除。而有形之物不外三种：一为瘀血，二为痰饮，三为宿食。因为瘀血不能用吐法，寒饮亦非瓜蒂散所宜，所以本条所指之实邪只能是痰和食。"脉乍紧"，也就是脉时紧，时不紧，这是痰食之邪内阻，气血时畅时不畅的表现。"心下满而烦"，是病人自觉心下膨满，好像不能容物，这就导致病人心烦不安，坐卧不宁，是显而易见的结果，其原因当是宿食停痰类实邪阻滞，胸阳被遏，浊阴不降，进而扰神所致。"胸中"和"心下"是互词，胸中即心下，心下亦即胸中，泛指胃以上部位。"饥不能食"，"饥"是由于脾之运化功能尚属正常。"不能食"，是胃已经被痰食类实邪阻

塞，故治疗应从祛邪入手。"病在胸中，宜瓜蒂散"，是说病位偏高，病有向上之势，故用瓜蒂散因势利导，涌吐胸中痰食之类实邪，即《内经》所说的"其高者因而越之"之意。待实邪去除，阳气自通，则厥逆可除。

瓜蒂散由瓜蒂、赤小豆、香豆豉组成。瓜蒂味极苦，善吐胸中实邪，赤小豆味酸性泄，能行水气。二药相伍，酸苦涌泄，香豉轻清宣泄，加强催吐作用。三药合用，因势利导，擅于涌吐胸膈痰饮宿食等实邪。

166. 水阻胃阳致厥（水厥），茯苓甘草汤

【原文】伤寒厥而心下悸，宜先治水，当服茯苓甘草汤，却治其厥。不尔，水渍入胃，必作利也。(356)

【讲解】本条句读有误。"却治其厥"句，当断为"却，治其厥"，"却"不做转折词，而是动词，即去除的意思，言服茯苓甘草汤将水饮祛除后，再治其厥。有注家把"却治其厥"解释为"治厥之法，即在（治水）其中，盖水去则厥自除也"，这样解释恐怕不妥。如果按照这样解释，似乎只用治水，不用再治其厥了。而我们根据条文"伤寒厥而心下悸，宜先治水，当服茯苓甘草汤"，推知："厥而心下悸"是由水饮内停所致，水饮内停的原因不外两条，一是饮水过多，不能及时运化而导致（参127条），二是患者有里寒在先，里寒则胃气不行，水液不布，必停蓄于心下，而致心悸。无论是何种原因导致水饮内停，都需先治其水，当用茯苓甘草汤。待服茯苓甘草汤，水饮去除以后，再议治厥之法。当然，也有这种可能，即服用茯苓甘草汤，去除水饮之后，阳气通畅了，其厥逆亦可能随之

而愈。但也不能排除水饮去而厥逆仍在的可能，这就需要再议治厥之法了。如果只有水去厥亦除这一种情况，就不应当说宜先治水，应不用先字，只说宜治水就可以了。既说先则必有后，因为有水去厥未除的情况，所以仲景告诉后人先治水饮，后治厥逆，这个顺序是必须遵循的。不然的话（不尔，即不这样的话），谓不治其水，即不治其本，不仅悸厥不愈，而且必致水渍下入于肠，必作下利也。"水渍入胃"的"胃"字，这里泛指肠而言。仲景言心下，多指胃脘，言胃多指肠胃，主要是肠。

　　茯苓甘草汤由茯苓、甘草、生姜、桂枝组成，主治胃虚水停中焦而见汗出不渴、心下悸、肢厥者。方中茯苓与桂枝相配，温阳利水，生姜与桂枝相配，则温胃散水，甘草健脾，益气和中，共奏温阳和胃散水之功。

　　作业：
热厥重证、寒厥、痰厥、水厥各证证治。

第二十三讲

辨呕哕下利证

167. 辨寒呕

　　【原文】呕而脉弱，小便复利，身有微热，见厥者难治，四逆汤主之。（377）

　　【讲解】"呕而脉弱"是正虚气逆。"小便复利"是下焦虚寒，肾气不固。"身有微热"，似为阳复，若为阳复则肢厥当回，今微热与肢厥并见，则知身热不是阳复，而是虚阳浮越。阴寒之邪既上逆，而下焦虚寒不固，为阴盛阳衰，阴进阳退之象，故曰难治。用四逆汤急壮其阳，若阳回则可望生矣。四逆汤方义见少阴病证 141（323）条。本条实为少阴病证。

168. 辨热呕

【原文】呕而发热者，小柴胡汤主之。（379）

【讲解】本条属少阳证。厥阴与少阳相表里，入则厥阴，出则少阳，本条是厥阴转出少阳的证候。厥阴阳气来复则发热，呕为少阳之主证，呕而发热并见，表现了阴证转阳，由里出表。叙证虽简，然少阳证已具，如（149）条"伤寒五日，呕而发热者，柴胡汤证具"所云。根据（101）条，"有柴胡证，但见一证便是，不必悉具"的使用原则，故用小柴胡汤和解枢机。

本证之呕而发热，既可能是厥阴阳气来复，邪出少阳，也可能是外邪侵入少阳，临证时总以辨证为主，不必拘泥其来路。但是，"呕而发热"若是厥阴病演变而成时，临床应无厥逆、下利等证。若伴厥逆、下利等证，则有可能是阳虚阴盛，虚阳浮越，临床当细辨之。

小柴胡汤方义见少阳病证（96）条。

169. 辨哕证

【原文】伤寒，大吐大下之，极虚，复极汗者，其人外气怫郁，复于之水，以发其汗，因得哕，所以然者，胃中

寒冷故也。（380）

【原文】 伤寒，哕而腹满，视其前后，知何部不利，利之即愈。（381）

【讲解】 哕证，即呃逆证。（380）条，伤寒大吐大下后，正气大伤，身体极度虚弱，此时医者又发其汗，以至中阳大伤。此时表邪尚未尽解，出现了微邪郁表，阳气怫郁不得越的现象，即所谓"外气怫郁"，医者不顾里阳大虚，反令患者多饮暖水，以助发汗，这又是误治。由于屡屡误治。中阳极虚，胃中更寒，不能消水，水停不消，因而致"哕"，"所以然者，胃中虚冷故也"。一句话点明了本证的病变机理。

仲景未出方治，但指明了"胃中虚冷"的病机，也就是告诉我们治宜温中散寒，理中汤再加丁香、吴茱萸应当可以一试。

（381）条，哕而腹满，则为实证，实邪阻滞，气机壅塞则腹满，气机不利，胃气上逆则哕逆。此哕属实，此哕逆必响亮，连续而作，与呃声低微，良久方作之虚哕，迥然有别。

治实哕总以通利为原则，使实邪去，胃气降则腹满消，哕逆止。

"视其前后，知何部不利，利之则愈"，是治疗原则。"前"指小便，若湿邪阻滞，膀胱气化不利，见小便不利者，治当利小便，使湿邪得化，浊气得降，则哕逆、腹满可除；"后"指大便，若肠中燥屎内结，腑气不畅，大便不通者，当通其大便，使燥屎去，胃气得降，则哕逆、腹满可愈。

仲景未出方治，但利尿通便之法早有专述，五苓散与承气诸方可随证选取加减使用。

（380）条论虚寒致哕，（381）条论实邪致哕，哕证有虚实之别，临床自当分辨清楚。

170. 辨虚寒下利证

【原文】下利清谷，不可攻表，汗出必胀满。（364）

【原文】下利清谷，里寒外热，汗出而厥者，通脉四逆汤主之。（370）

【原文】下利腹胀满，身体疼痛者，先温其里，乃攻其表，温里宜四逆汤，攻表宜桂枝汤。（372）

【讲解】（364）条，证见下利清谷，可知里阳虚弱，里阳虚弱者，即使有表证，亦不可攻表，不可发汗，若被误汗则中阳更虚，浊阴不降，故必胀满。虚寒下利兼表证者，当先补里，后解表，因为解表药物是通过人体的正气而发挥作用的，正气一虚，就不能使药物发挥很好的解表作用，更何况解表发汗会导致里气更虚，进而使变证蜂起，这也是"虚人伤寒建其中"的原则体现。清代名医舒驰远说："下利清谷，虚冷之极，里阳已自孤危，误汗未有不脱者也。腹满亦云幸也。故一切腹痛，呕泄之证，严戒不可发汗。"

（370）条，论阴盛格阳下利的证治。"下利清谷"，为里寒，"外热"为身有微热，外热兼汗出而厥，乃真阳之气外出欲脱之兆。里寒是真，外热是假。故以通脉四逆汤通阳以胜阴也。对本条的解释，古人亦有认为，有里寒挟表热的可能，也有一定道理。但无论是阴盛格阳证，还是表热里寒证，治则均以温里祛寒为要，切不可用辛温发散之剂。喻嘉言指出："才用表药立至亡阳。"真实可信，绝非危言耸听。通脉四逆汤方义见（143）条。

（372）条，论述里虚寒兼表的治疗原则。本条只言下利，未言下利清谷，但从"下利腹胀满"一句，可推知必为下利清谷。因脏寒生胀满（若为实热，下利则胀满消也），知其脏寒，必难消谷，故为下利清谷。下利（清谷）腹胀满，为脾肾阳衰，火不暖土，腐熟无权，寒湿下注，阴寒凝滞所致。身体疼痛为外兼表邪。里虚寒兼有表邪的治疗原则是，先温其里，后治其表。（意不可先表后里，但未排除表里同治的方法）温里宜四逆汤，攻表宜桂枝汤。

里虚下利又兼身疼痛，也不一定是表里同病，也可能是脾肾阳虚，肢体失于温煦的身疼痛，这种情况，只要温里回阳，则肢疼也会随之消失。肢疼一消失，自然就不用桂枝汤了。

里虚下利兼身体疼痛，若是表里同病又有两种情况，多数情况下通过温补脾肾之阳，正气得复，无需专事解表而表可自解。如温里之后，确实仍有表证，则再以桂枝汤解表散邪。

本条与（91）条互参，二者内容相近，不同点是：（91）条的"下利清谷"，因伤寒误下而成。"身疼痛"是原有表证未罢，而本条的下利腹满，未经误下，乃是原发证。身疼痛，乃新感表证，疼痛产生之来路不同，但是辨证论治的精神是一致的。

171. 辨实热下利证

【原文】下利谵语者，有燥屎也，宜小承气汤。（374）

【讲解】仅根据下利谵语诊断有燥屎，理由尚不充分。谵语是诊断里热证的主要依据，实热之邪扰乱神明则谵语。然谵语兼见下利，此利当属热结旁流。其利有其特点，因燥屎与邪热内阻必有腹胀满拒按、潮热、舌苔黄燥、小便黄、脉沉实或滑疾等里实脉证，所下粪便必黏稠臭秽难闻。汪琥曰："此利半利半结，须缓以攻之也。"又曰此是阳明腑实，大热之证，胃中糟粕为邪所壅，留着于内，其未成实者，或时得下，其已成实者，终不得出，则燥屎为下利之根，燥屎不得出，则邪上乘于心，所以谵语，要之，此证须手按脐腹，当必坚满，方为有燥屎之证。

本条病属阳明，燥实的程度还不太甚，仅需小承气汤已足以下其燥屎，泄其胃热，无需大承气汤之峻攻也。

本条病证既属阳明，为什么列入厥阴？《伤寒论译释》认为：一方面因为下利的辨证，连类而及；一方面因为病变源于厥阴。

172. 辨湿热下利证，白头翁汤

【原文】热利下重者，白头翁汤主之。（371）

【原文】下利欲饮水者，以有热故也，白头翁汤主之。（373）

【讲解】"热利下重"四字，点明了白头翁汤证的病因病机和特征。"下重"，即下腹至肛门有重坠下沉的不适感，是湿盛的表现，因湿性重浊黏滞也。现代认为，"下重"即是里急后重，是湿热下注大肠的特征性症状，因火热性急，暴注下迫，故里急；而湿性缓，重浊黏滞，故后重。据此，后世医家谓：有一分里急，就有一分热；有一分后重，就

有一分湿。湿热腐破大肠血络，大便中往往夹有红白黏液，甚或脓血相混。大便脓血亦为湿热下利的特征性症状之一。既是湿热内蕴，则发热、腹痛、舌红、苔黄腻等脉证也是常见的。

（373）条，是对（371）条的补充，说明"渴欲饮水"是热利的另一个辨证要点，是因有热之故。热与湿互结，津液不化以及下利伤津，热盛伤津，致使津液不足。学习本条，一定要与（371）条联系起来，因为"口渴"一症，虽在一定程度上能分别有热无热，但却不能视为唯一的辨证要点，必须详细了解病情，脉证合参，全面分析方能确诊无误。因为少阴病下利，亦有口渴，如（282）条。还有（360）条，此两条亦见下利而渴，但可自愈，与本条之下利口渴均有区别。

白头翁汤由白头翁、秦皮、黄连、黄柏组成。白头翁苦寒，善清肠热而治毒痢，又能疏肝凉血。秦皮苦寒，能清肝胆及大肠湿热。白头翁与秦皮相伍，清热解毒，清肝凉血，祛湿止痢；黄连配黄柏解毒、清热、燥湿、坚阴厚肠。四味合用，治肝经湿热下迫大肠之热利和大肠湿热下利均有良效。

173. 上热与下寒相格拒的吐利证，干姜芩连人参汤

【原文】伤寒本自寒下，医复吐下之，寒格，更逆吐下，若食入口即吐，干姜黄芩黄连人参汤主之。（359）

【讲解】"伤寒本自寒下"，是说患者伤寒，本来已有脾寒下痢之症，根据下文"复吐下"和"更逆吐下"可知，本来亦有呕吐症状，其实，既是脾寒证，亦当还有腹

满兼身疼痛等症。"医复吐下之",意思是医者反误用吐下之法治之,此为更逆,这样,原有吐下,加上误治,再用吐下,就形成了"寒格",也就是说,形成了朝食暮吐的寒格证,正所谓"格则吐逆"。格者,吐逆之病名也。朝食暮吐,脾寒格也,(寒格,治以丁萸理中汤),食入即吐,胃热格也。由于误治犯了虚虚之戒,中焦寒盛,使热邪和胃阳被阴寒所格,不降而上逆,故出现食入即吐的胃热格证。"若食入即吐"中的"若"字,表示更逆误吐下的结果,可能是脾寒格,亦或是胃热格。若见食入即吐,就是胃热格,既有胃热之食入即吐,又有脾寒之下利,二者同在,形成了寒热错杂上热下寒证,治以干姜黄芩黄连汤辛开苦降,清上温下。

方中芩、连苦寒,泄降清热;干姜辛温,通阳祛寒;人参补中益气,上热清则呕吐停,下寒除则下利止,中气复则升降复常,故格拒之证愈。

174. 正虚阳郁的上热下寒证,麻黄升麻汤

【原文】伤寒六七日,大下后,寸脉沉而迟,手足厥逆,下部脉不至,喉咽不利,唾脓血,泄利不止者,为难治,麻黄升麻汤主之。(357)

【讲解】伤寒六七日,未愈。又被误用大下之法,使病情发生了大的变化。"手足厥逆"似乎是阳气虚(或为亡阳),但其症状有"喉咽不利,唾脓血",不支持阳虚(或亡阳),阳虚(或亡阳)者决不会出现咽喉不利,唾脓血,所以"手足厥逆"只能是阳郁,即邪热内陷于里,阳气郁而不伸。正因为阳郁不伸,所以脉沉而迟,亡阳之脉当是

六脉沉微，不只是寸脉。寸脉候上焦，沉为邪陷，迟为邪结，标志上焦有邪热郁结。"手足厥逆"乃因阳气内郁，不能外达于四肢所致。"下部脉不至"，乃因大下后阳气受损，阳气不足以下达，故下部脉不至。下部脉指尺部脉，或是足部的趺阳脉与太溪脉。"喉咽不利，唾脓血"，乃因邪陷胸中，郁而化热，热盛于上，灼伤津液，则致咽喉不利，邪热灼伤肺络，故唾脓血。"泄利不止"，乃误下损伤脾阳，脾运失司之故。"难治"乃因本证阳郁不伸，上热下寒，寒热错杂，虚实兼见，不是简单单一方法所能奏效。"难治"不代表无法治，麻黄升麻汤发越郁阳，清上温下，滋阴和阳就能主治。

　　该方以麻黄、升麻为主药，发越内陷之邪，升举下降之阳气，使郁阳得伸，邪能外达；以当归、芍药养血和阴，亦防麻黄升散发越太过；知母、黄芩、玉竹、天冬、石膏清热滋阴解毒，以除上热；桂枝、茯苓、白术、干姜、甘草温阳健脾，以除下寒。诸药相合，寓散、补、清、温诸法于一体，以成发越郁阳，滋阴和阳，清上温下之功。本方以发越内陷之邪为主，药后以汗出邪去，阳气得伸而解，故方后曰"汗出愈"。方中药味虽多，但重点突出，剂量虽小，但主次分明，可谓制方有序，配合得当，乃是有制之师。本方为多方加减、合用的大复方制剂，涉及越婢汤、桂枝汤、黄芩汤、理中汤、白虎汤、苓桂术甘汤等，犹指挥大兵团作战，若非各司其职，是难以胜任的。

作业：

1. 寒呕与热呕证治如何？

2. 哕证的病因病机是什么？

3. 哕证虚实治则如何？

4. 下利有哪几类？虚寒下利、实热下利、湿热下利、寒热错杂下利各有何特点？

5. 干姜芩连人参汤和麻黄升麻汤均可治疗寒热错杂之下利，二者有何不同？

七、
霍乱病(第二十四讲)

第二十四讲

辨霍乱病脉证并治

175. 霍乱的证治特点

【原文】问曰:病有霍乱者何? 答曰:呕吐而利, 此名霍乱。(382)

【原文】问曰:病发热头痛, 身疼恶寒, 吐利者, 此属何病? 答曰:此名霍乱。霍乱自吐下, 又利止, 复更发热也。(383)

【讲解】以设问设答的方式说明霍乱的概念和特征。"霍"有忽然、突然之意。"乱"是缭乱的现象, 忽然上吐下泻, 肠胃突然缭乱, 所以叫霍乱。该病的证候特点是:起病急骤, 吐利交作, 有缭乱之势。霍乱之病本自外来, 以其人中气不足, 又因饮食不洁或不节, 寒温失调, 邪气乘虚入里, 以致胃肠功能紊乱, 清浊相干, 脾胃升降失常所致。浊阴之邪上逆则呕吐, 清阳之气下趋则下利, 本病与太阴病吐利比较, 似同非同，二者均有吐利，但太阴脾虚之吐利，病情轻且慢，以腹满而吐，食不下，自利益甚，时腹自痛，自利不渴等为特点；而霍乱则发病突然，症情重，顷刻之间，吐泻交作。霍乱病相当于现代医学的由霍乱弧菌感染而引起的烈性肠道传染病，也包括急性胃肠炎在内。

（383）条，承上（382）条而来，仍以设问设答方式，补充说明霍乱病主证之外，尚有或然证，"发热头痛，身疼恶寒"即是，这明显是表证症状。这种表证症状，在霍乱病来说，不是主症，而是忽然证，在霍乱病早期，可能与吐利并见，也可能只有吐利，而没有表证，也可能在吐止、利止之后又见表证。

本条从"问曰……此为霍乱"，是指霍乱病初期，里证吐利和表证并见的一种情况。"霍乱自吐下……复更发热也"，是霍乱病初期未见表证，而吐止、利止之后，又见表证的另一种情况。但曰利止，未曰吐止，是省笔，是省略了"吐止"二字，一个"又"字，说明前面必有另一止也。"复更发热"亦是省笔，用"发热"二字代表了"发热、头痛、身疼、恶寒"的表证。

霍乱病本系内伤病，为什么会出现表证呢？这是因为：霍乱病虽病在胃肠，但里气紊乱，表气极易失调，于是常兼感受外邪，因此，除见骤然吐利交作外，多兼表证。"霍乱自吐下，又利止，复更发热也"，是指霍乱虽兼表证，但其临床表现以吐利为主。从"霍乱自吐下"可知，其病从内而发，而不是表邪内传，或表邪内扰所致。因病从内发，又兼表证，所以里证的吐利和表证的寒热并见。甚至有的病人起病时，只见里证的吐利，而无表证的发热。吐利已止之后方见发热。如果吐利止，而发热等证未罢的，为里气已和而表证未解，此时再从表证论治可也，宜桂枝汤。可见诊断霍乱病，不在于有无恶寒发热等表证，而在于起病时是否突然出现了剧烈的吐利。

176. 霍乱的治法利水或温中

【原文】霍乱，头痛发热，身疼痛，热多欲饮水者，五苓散主之；寒多不用水者，理中丸主之。（386）

【讲解】本条首冠"霍乱"二字，表明患者必有突然出现的剧烈吐利，"头痛发热，身疼痛"是霍乱兼有表证，这种霍乱兼表的证候，应根据具体情况采用不同的治疗方法。如果是热多，小便不利，渴欲饮水者，主治以五苓散；如果寒多不用水者，是寒象明显而口不渴，主治以理中丸。

脉浮，头痛，身疼等，是表证特征；小便不利，渴欲饮水，是水邪内结表现；水邪内结，三焦水道不通，水液不能下输膀胱，则小便不利；津液运行失常，不能上承于口，则口渴欲饮水；水邪内结，浸渍胃肠，于是导致霍乱吐泻。治用五苓散疏散外邪，化气行水，待三焦调畅，津液运行复常，则肠胃无浸渍之虑，霍乱吐利则愈。这就叫"利小便实大便法"，也就是利水止泻法，亦谓之"急开支河法"。

寒多不用水，乃中阳被伤，脾气下陷，升降失常，从而导致了吐利并见，治以理中汤（丸）温中止泻。方中人参、炙甘草健脾益气，干姜温中散寒，白术健脾燥湿，脾阳得运，寒湿自去，则中州升降调和而吐利皆止。因本方温运中阳，调理中焦的功效而取名"理中"，亦有以其主药人参称为"人参汤"者。病情久而需要久服者用丸，病势急而需要急救者则用汤。

五苓散方义见（36）条。

177. 温里祛寒止利法，四逆汤

【原文】吐利汗出，发热恶寒，四肢拘急，手足厥冷者，四逆汤主之。（388）

【讲解】吐、利、汗出都伤阳气，损阴液，必然导致阴阳两虚，筋脉既失温养，又失濡润，故四肢拘急，手足厥冷。发热恶寒是兼表证。根据"虚人伤寒建其中"的原则，当先补里。但有形之阴液不能速生，无形的阳气所当急固，因此治以四逆汤，先温补将要亡失的阳气，待阳回，则吐利停，汗出止，阴液可自复，表证亦可自解。

对于汗出一证，注家有不同见解，有认为是表虚，也有认为是亡阳，阳虚无以摄汗。我们认为：不必争论是表虚还是亡阳。汗出和吐利是并列的症状，都是导致阴阳两虚的原因，表虚也罢，亡阳也罢，均不能改变先治其里，回阳救逆之大法。

主治以四逆汤，方义见 141（323）条。

【原文】既吐且利，小便复利，而大汗出，下利清谷，内寒外热，脉微欲绝者，四逆汤主之。（389）

【讲解】本条与上条（388）比较，症状明显加重了，汗出变成大汗出，利发展为下利清谷，小便不利变为利，脉微欲绝，成了内寒外热，内真寒外假热的阴盛格阳证。

既呕吐，又下利，津液耗伤，小便应不利，今反见清利，实乃阳虚而肾气不固也。阴盛阳虚，火不暖土，腐熟无权，故下利清谷；阳虚不能固表，故大汗出；心肾阳衰

鼓动无力，故脉微欲绝；虚阳被盛阴格拒而外越（当有发热），则内寒外热。如此情势，实属非常危急，若用四逆汤，恐难胜任，多数注家认为，急当以通脉四逆汤回阳复脉。

通脉四逆汤方义见143（317）条。

178. 破阴回阳，益阴和阳法，通脉四逆加猪胆汤

【原文】吐已下断，汗出而厥，四肢拘急不解，脉微欲绝者，通脉四逆加猪胆汤主之。（390）

【讲解】吐已，即呕吐停止，下断乃下利停止。霍乱吐下均止，若肢温脉复，则是阳气来复的佳兆。然而，实际情况是，吐下虽已停止，但汗出而逆冷，四肢挛急，脉微欲绝，是知吐利虽停，但不是阳回，而是阳亡阴竭的危候，比上条的症状更重，通脉四逆汤犹恐格阳不入，故主治以通脉四逆加猪胆汤，以从治之法达回阳救逆，益阴和阳之效。

方中，通脉四逆汤破阴回阳，交通内外。猪胆汁苦寒性润，一则借其寒性引姜附之热药入阴分，以免阴寒邪气对辛热药物产生格拒反应而不受纳，这就是引阳入阴，"甚者从之"的意思；二则借其润燥滋阴之功，以补充吐下之后阴液的涸竭；三则制约姜附之辛热，以防辛热伤阴燥血之弊。

179. 回阳救逆，益气生津法，四逆加人参汤

【原文】恶寒脉微而复利，利止，亡血也，四逆加人参汤主之。（385）

【讲解】霍乱病，恶寒、脉微、下利是阴盛阳虚，必得阳复始得利止，今无阳复之脉证，却见利止，这只能是津液耗竭，无物可下，不可误认为是阳复。《金匮玉函经》曰："水竭则无血。"仲景曰："利止，亡血也。"都是一个意思，就是说，利止非因阳回，而由津液内竭，故云亡血。治以四逆加人参汤。四逆汤回阳救逆，加人参益气固脱，生津滋液。

作业：

1. 霍乱病的证候特点是什么？

2. 霍乱病的常用治法有哪些？

3. 分别说明理中汤、四逆汤、通脉四逆汤、通脉四逆加猪胆汤和四逆加人参汤的证治。

八、

阴阳易差后劳复病（第二十五讲）

第二十五讲

辨阴阳易差后劳复病脉证并治

180. 阴阳易病，烧裈散

【原文】伤寒，阴阳易之为病，其人身体重，少气，少腹里急，或引阴中拘挛，热上冲胸，头重不欲举，眼中生花，膝胫拘急者，烧裈散主之。（392）

【讲解】伤寒热病初愈，余邪未尽，血气未复，正气尚虚，本当戒房调养，以防复发。但有犯房事之禁者，可将邪毒传于对方，此种因房事染易邪毒所致的病证，称阴阳易。其中，有病之男传于无病之女者，称为阳易。有病之女传于无病之男者，称为阴易。

行房之时，最易伤耗精气，精气受损，故发病即见"其人身体重，少气"等精气不足之症。阴精虚损，毒热内扰，筋脉失养，则见"少腹里急，或引阴中拘挛""膝胫拘急"。毒热由阴传入，毒热上攻，则见"热上冲胸，头重不欲举，眼中生花"。治当导邪外出，方用烧裈散。"裈"即裤子，"中裈"即内裤。男女裤裆，皆有浊败之物附着，烧灰取其火净，有通散导邪外出的作用。服后小便利则愈，并有阴头微肿，这是毒邪由阴窍排出的表现。

本病究属何种病证，此物究竟是否有效，古今研究报道甚少，尚待研讨。

181. 差后劳复病，枳实栀子豉汤

【原文】大病差后，劳复者，枳实栀子豉汤主之。（393）

【讲解】"大病"指伤寒热病，刘河间说："古以百病皆为杂病，惟伤寒为大病。""差"同"瘥"，音 chai。病虽愈，尚未复常也。大病初愈，正气尚弱，阴阳未和，余热未净，脾胃未调，当慎起居，节饮食，调情志，以防复发。"劳复"，是指因劳而病复作。"劳"字包括劳作用力、久坐、久立、久视、久言、久思、过饱、房劳等。"复"者，因劳致旧病复发也。仲景在此只言病名，未言证候，以方测证，当有发热，心中懊侬，胸腹满闷等症。治当清热除烦，宽中行气，主以枳实栀子豉汤。该方由栀子豉汤加重豆豉用量，再加枳实而成。枳实宽中行气，气滞较甚，故用枳实；栀子、豆豉清宣胸膈之热。劳复热自内发，郁而不散，故加重豆豉以宣散。若兼有宿食停滞，脘腹疼痛，大便不畅者，可加大黄以下其结滞。

【原文】伤寒差以后，更发热，小柴胡汤主之。脉浮者，以汗解之，脉沉者，以下解之。（394）

【讲解】伤寒热病初愈，尚未复常，又发热（更，作

"又"讲），以小柴胡汤治之。以方测之，脉当弦，症当还有口苦、胸满、喜呕等少阳证。"脉浮者，以汗解之"，说明差后又发热，属复感外邪，应有头痛、恶寒等表证，病后正气多虚，一般不宜峻汗，只宜小汗，当以桂枝汤小和之。脉沉者，以下解之。说明除发热外，还有腹满、便秘等里实证，里有积滞，当泻下和里，宜大柴胡汤。

182. 大病差后腰以下有水气证，牡蛎泽泻散

【原文】大病差后，从腰以下有水气者，牡蛎泽泻散主之。（395）

【讲解】腰以下有水气，是指腰以下水气壅积。水气就是水饮邪气，表现为小便不利，下肢浮肿，或伴大腹肿满为特点。以方测证，此证当属实证阳性水肿，湿热壅滞，膀胱气化不利，脉当沉实，治宜逐水清热，软坚散结。主治以牡蛎泽泻散。

方中牡蛎、海藻软坚散结，行水消癥；葶苈子、泽泻宣通上下，通调水道，利小便，除水饮；蜀漆、商陆根开结、豁痰、逐饮；蜀漆为常山之幼苗，今已不入药，皆以常山替代；栝蒌根生津液而利血脉。诸药合用，共奏逐水清热，软坚散结之功。

使用本方，定要注意水肿属于阳水实证，每次只以白饮和服方寸匕。方后还有小便利，止后服之嘱。可见利水消肿功效卓著，也正因为本方逐饮之力较猛，过服则伤正，因此必须中病即止。

183. 差后两太阴虚寒证，理中丸

【原文】大病差后，喜唾，久不了了，胸上有寒，当以

丸药温之，宜理中丸。（396）

【讲解】"大病差后"，指伤寒热病初愈。"喜唾"即多唾，指时时吐唾沫或清水痰涎。"久不了了"，意思是说多唾之证，缠绵日久，难以速愈。"胸上有寒"，要活看，不可单纯理解为胸部或上焦，实际上，也包括中焦在内。仲景在使用病位之称时，还有"心下""胸中""膈上"等说法，都不可局限于某一处，所以"胸上有寒"既有手太阴肺的虚寒，也有足太阴脾的虚寒。中焦虚寒，脾失健运，水湿内停，聚而成痰；肺家虚寒，水气不降，聚而为饮。脾肺俱虚，饮邪不化，泛溢于口，故而多唾，并且日久难愈。治法当以温中化饮，用理中丸为宜。不用汤，而用丸，取丸者缓图之意。

关于唾与涎的概念

《素问·宣明五气篇》有言："脾为涎，肾为唾。"如从这个角度理解，喜唾，应该治以温肾之品，理中丸就不适合了。因为仲景明言"理中者，理中焦"。其实，仲景对唾与涎并无严格区分，如《金匮要略·肺痿肺痈咳嗽上气病脉证治第七》言："寸口脉数，其人咳，口中反有浊唾涎沫者何？"在此就是唾涎并称的。

184. 伤寒解后余热未尽形气两伤证，竹叶石膏汤

【原文】伤寒解后，虚羸少气，气逆欲吐，竹叶石膏汤主之。（397）

【讲解】伤寒病易伤人体阳气，但在化热之后，又能消耗人体阴液。本条所述，正是伤寒病后，余热未清，气阴两伤之证。"伤寒解后"，言大邪已去，"虚羸"，指病人虚

弱消瘦，这是形伤，也就是精伤、阴伤的表现。"少气"，是说病人少气不足以息，这是气伤的表现。"虚羸少气"四字，概括了形气两伤的主症。"气逆欲吐"，是余邪未尽，内扰于胃，胃失和降所致。临床当还可能见到纳谷不香，恶闻食臭，口干心烦，少寐或不寐，舌红少苔，或舌质绛红，脉虚数等脉证。治当清热和胃，益气生津。以竹叶石膏汤为主方。

方中竹叶、石膏清热除烦，人参益气，麦冬养阴生津润燥，半夏降逆止呕，兼防补药之滞，甘草、粳米和中养胃。诸药合用，共奏清热生津，益气和胃，气阴两补之功。

185. 大病差后微烦证的原因及饮食调理

【原文】病人脉已解，而日暮微烦，以病新差，人强与谷，脾胃气尚弱，不能消谷，故令微烦，损谷则愈。（398）

【讲解】"病人脉已解"，谓病脉悉解，即脉象平和之意。"而日暮微烦"，言病人在日暮之时犹微觉烦闷。何也？"以新病差"，因为病新差，即初愈。"人强与谷"，是说病人勉强进食。"脾胃气尚弱"，指此时脾胃的功能尚弱，胃未能消，脾不转输。"不能消谷"，是说脾胃不能消谷。"故令微烦"，所以使人微烦，因为谷气稍重，谷气在胃中郁蒸而致微烦。"损谷则愈"，言不需药物治疗，节制饮食即愈。为什么是日暮微烦？这是因为，日中虽然脾胃之气亦弱，但中阳得天阳之助，尚可勉强消谷，不致发生"微烦"，而日暮则不然，此时乃阳气渐衰之时，脾胃得不到天阳之助，消谷之力尤弱，故"微烦"在所难免。本条的重点是"损谷则愈"四字，此乃病后饮食调护的基本方法。

　　作为《伤寒论》的最后一条，以保护胃气作为尾声，回顾"群方之首"的桂枝汤，药后啜热粥以鼓舞胃气，一加谷，一损谷，首尾呼应，把"保胃气，存津液"贯串于全书始终，足证仲景重视脾胃，善于调理脾胃，堪称典范。

作业：

1. 枳实栀子豉汤证治。
2. 牡蛎泽泻散证治。
3. 竹叶石膏汤证治。
4. 病解微烦的机理是什么？如何调护？

伤寒论原文索引

左为原条文号码，右为本书页码

伤寒论原文索引

伤寒论方剂索引

（方名后数字是本书条文编码）